《正本清源》系列丛书

U0305383

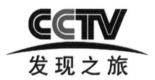

正本清源

——讲述经典中药，解密养生之道

ZHENGBEN QINGYUAN

 发现之旅频道《正本清源》栏目　编著

中国中医药出版社
·北京·

图书在版编目（CIP）数据

正本清源：讲述经典中药，解密养生之道 /CCTV 发现之旅频道《正本清源》栏目编著 . —北京：中国中医药出版社，2012.8

ISBN 978-7-5132-0957-1

Ⅰ . ①正…　Ⅱ . ① C…　Ⅲ . ①中药学—普及读物　Ⅳ . ① R28-49

中国版本图书馆 CIP 数据核字（2012）第 109463 号

中 国 中 医 药 出 版 社 出 版

北京市朝阳区北三环东路 28 号易亨大厦 16 层

邮政编码　100013

传真　010 64405750

北京联兴盛业印刷股份有限公司印刷

各地新华书店经销

*

开本 787×1092　1/16　印张 11.5　字数 197 千字

2012 年 8 月第 1 版　2012 年 8 月第 1 次印刷

书号 ISBN 978-7-5132-0957-1

*

定价 39.80 元

网址 www.cptcm.com

历史

文化

工艺

传承

探索中医药发展脉络，展示中医药制作精髓；

尊重科学，追踪溯源；

我们为您解开中药的制造秘密；

传播弘扬我国中医药文化，继承发扬中医药文化瑰宝；

大型电视专题栏目——《正本清源》，一部医疗养生的电视辞典。

CCTV发现之旅频道《正本清源》栏目主创团队

刘红光	程崇良	沈 东
田卫国	顾 锐	侯宇阳
李长海	张 颖	张 卉
谭雅茹	肖文斌	刘哲君
翟 玥	吕 馨	吴静茹
张文燕	杨明明	

文稿统筹

谭雅茹

节目主管

金 帆

总监制

张 力

《正本清源》栏目由中国北京同仁堂（集团）有限责任公司冠名

北京太格英杰文化传媒有限公司承制

http://www.bjtiger.net

张 序

溯古寻今，追问中医药

中医、中药，对每个中国人来说都不陌生，恐怕谁都不敢说从来没有接触过中医药，因此，我们无法想象假如没有中医药人们的生活会是什么样子。然而，这并不意味着大家都知道中华传统医学和医药的来龙去脉，也并不排除有些挂羊头卖狗肉的滥竽充数者混杂其中，以致有关中医是否可信、中药是否有效的争论从来就没消停过。尽管有扁鹊、华佗和李时珍，有《黄帝内经》和《本草纲目》，但也有鲁迅、胡适这样社会公认的大师都曾对中医表示怀疑，因此，虽说有中国人的地方就有中医药，却还是有必要把它的历史演变、理论依据、功效，以及与西方医学的同与不同展示出来，分析清楚，达到去粗取精、去伪存真的目的。从根本上说，就是要对中华医药进行"正本清源"的工作。

《正本清源》正是这样一档在"发现之旅"频道中播出的电视栏目，涉及中医中药的方方面面，包括养生保健等内容，不可谓不全面，但它更重要的使命还是"正本清源"，还中华传统医学的本来面目。追根溯源，人们往往把中医的源头上溯到史前的炎黄时代，所以有《黄帝内经》的存在，尽管这是后人的推断，但仍能体现中医学的悠久历史。此外，到底什么是中医和中药？有人说它最大的优势是几千年来中医学经验的结晶，是通过不断实践一脉相承下来的财富，所以有很强的实用性，但也正因为如此，一些人认为中医缺少理论基础、缺少科学验证，而中药又缺少量化标准、缺少提炼萃取，最多只能叫中草药。许多打着中医旗

1

号行骗的人钻的也是这个空子。且不说上述说法是否有理，至少可以证明一点，就是为中华医药"正本清源"的工作已经迫在眉睫、时不我待。

当然，这项责任之大，并非一个电视栏目可以全部承担的，但如果人人都不做，不仅中医会越来越模糊不清，而且会到处挂满吊瓶，动辄就把抗生素当糖吃，最终会直接损害人们的身体健康。如果从医生到患者，从政府到媒体，人人关心、人人思考、人人宣传有关中医中药的知识，它们才不会衰落，反而可以发扬光大。

在《正本清源》的电视节目中，中医到底是怎样治病的，它的原理和方法是什么？中药是由什么构成的，它的药性是什么，又如何发挥作用？中华保健养生用品虽然不是药，却又如何达到保健、养生的作用？既深刻又通俗，既严肃又轻松，但还不够，除电视之外，纸媒在今天仍然起着很大的作用，所以要把《正本清源》的内容进行精心整理，增加更丰富的内容，再汇集成书，也就是我们看到的这本书。这样，从传统纸媒到影视媒体，再到新媒体，对中医学的宣传与推广就是立体的、多层次的。

我们有充分的理由相信，有关中医、中药的故事不会停止，还会继续下去。

中央电视台《发现之旅》频道总监

2012 年 6 月

殷 序

沟通带来的文化传承

传奇总有着曲折的经历和神妙的结局，在中药里不乏这样的传奇。

在中国，中药的历史久远，有些中药的配方甚至我们无从考证出它们的年代，它们中的历史、文化已跨越了千百年。从遥远的过去开始，它就在治疗我们的身体，创造了神奇，流传至今，它们仍然历久弥新。"君、臣、佐、使"、"丸、散、膏、丹"，这些字眼和中药历史的脉络丝丝入扣。从神农氏尝百草到神医华佗发明麻沸散，从《黄帝内经》到《本草纲目》，时间已经跨越千百年。历史长河流淌而过，将中医精髓沉淀得更深，其中历代医者的艰辛探索已无法言说，但留下的中药方剂、典籍，成为了后世永恒的珍宝。

我们今天看到的这本书——由中央电视台发现之旅频道《正本清源》栏目出品的专著，就是把中药的历史、文化、工艺、传承作了部分解析。

中医的专业知识不可能人人皆懂，但中药的来源、工艺、用途却是人们希望知道的。"治病必先识病，识病然后议药，药者所以胜病者也。"中医的治疗理念和用药的方法，基本原则之一就是根据不同的病症辨证施治，这种方法更适合人们不同的需求和病情各个阶段的需要，是十分科学的。如今，在自动化、数字化的现代化制药厂里，早已不再使用手工生产的工具，制药方法与古时候有很大的不同。在同仁堂亦庄生产基地还保存了手工生产安宫牛黄丸的车间，在同仁堂博物馆也保存了供展览用的传统制药工具，它们呈现的模样充满了神奇，这也是保存传统医

1

药文化的一种方式，可以给人们对中医药文化的历史以更完整、更全面的认知。我们在《正本清源》里能够寻找到它的描述，把传统传承下去，这是一件有意义的事情。

一个好的电视节目，能够引领正确的导向，可以广泛、迅速地达到帮助人们增长知识的目的。中央电视台发现之旅频道《正本清源》节目讲述了中国传统医药的制作工艺和历史文化，告诉人们中医的名药名方究竟从何而来，有什么渊源、故事，又对人们的健康有什么帮助，让人们了解中医药文化精髓及其具象的意义。

中医药的历史、理念、发展、制药工艺，这都是中医药文化的具象表达。中医治病需望、闻、问、切，普通人对其只是一知半解，甚至还有怀疑或误解，而对由古至今我们用的中药究竟如何配方、如何制得，更是一无所知，所以，就需要这样一个权威的机构或平台来为老百姓答疑解惑，成为一个历史与当下、中医药与老百姓、药厂和观众之间沟通的桥梁，让传统文化与当代社会相适应，并不断发展。

中央电视台发现之旅频道《正本清源》节目取精华段落出版成册，文字虽然与直观的视频讲解不同，但信息量更大，对药品的历史、制药工艺和药理作用等方面也有更加详细的说明。没有晦涩难懂的语言，没有避而不谈的配方，追求真实、完整、易懂。《正本清源》系列丛书既是对中医药文化很好地记载与保存，也可以成为人们生活中选择药品的"参考书"。

中国北京同仁堂（集团）有限责任公司董事长

2012 年 6 月

目　录
CONTENTS

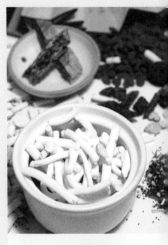

名贵中药，强身健体的法宝

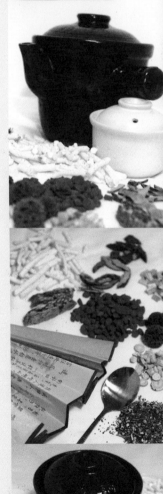

养生经方，我的健康我做主

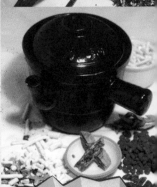

中成药，家庭常备不可少

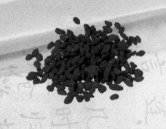
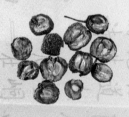
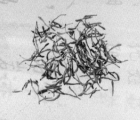
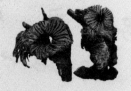

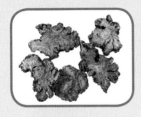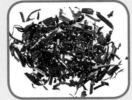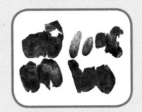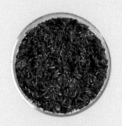

保健品，延年益寿的秘诀

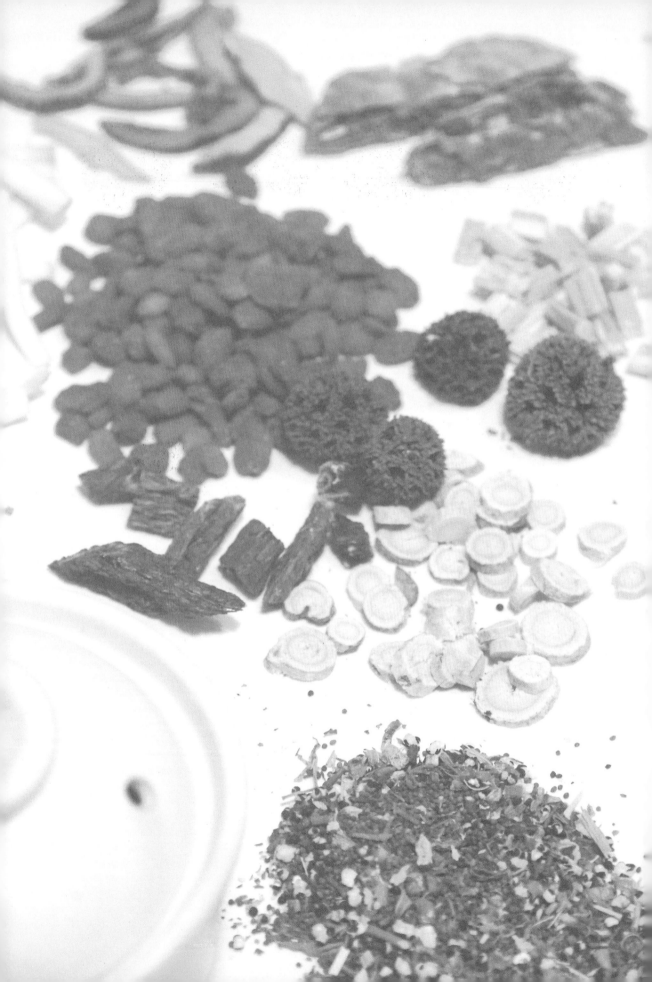

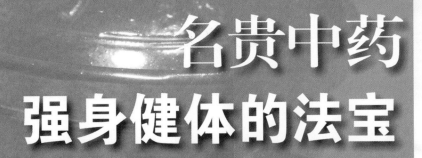

名贵中药
强身健体的法宝

◎阿胶
◎三七
◎灵芝
◎海马
◎铁皮石斛
◎冬虫夏草
◎牛黄
◎当归
◎黄芪

女人养颜离不开它——阿胶

> 民间自古有这样一句谚语"天上龙肉，地上驴肉"，驴肉的肉质鲜香可口，其营养价值大家都是知道的，这驴皮大家也不陌生，不过可能更喜欢它的另一形式——阿胶。

"小黑驴，白肚皮，粉鼻子粉眼粉蹄子，狮耳山上来啃草，狼溪河里去喝水，永济桥上遛三遭，魏家场里打个滚，至冬宰杀取其皮，制胶还得阴阳水。"

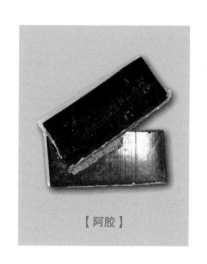

【阿胶】

这首民谣，唱的就是古人制备阿胶的事，产地、工艺、时间等都可从中找到答案。在阿胶的发源地东阿镇，可谓是无人不知，无人不晓。

阿胶的历史可以追溯到 2000 年前，记载于《神农本草经》，并被列为上品。最初阿胶并不是用驴皮熬制的，而是由牛皮熬制，到唐代，人们发现用驴皮熬制阿胶，药物功效更佳，从此便改用驴皮，并沿用至今。现代已将牛皮胶单列为一种药材，即黄明胶，1990 年版、1995 年版、2000 年版《中华人民共和国药典》均规定以驴皮熬制的胶为阿胶正品。

民谣中指出，冬季宰杀取其皮，不过，阿胶的加工是全年都可以的，制法是很讲究的。首先要浸泡，将驴皮浸入清水内 2~3 天，待其软化后刮去驴毛，切成小块，用清水洗净，放入沸水中煮约一刻钟，当皮卷起时，方可取出。之后，加水浸没驴皮，再加盖煎熬约三天三夜，看到液汁稠厚时加水再煮，如此反复 5~6 次，直至大部分胶质都已溶出为止。

所得液汁要用细铜丝筛过滤，滤液中加入少量白矾粉搅拌，静置数小时，待杂质沉淀后，取上层溶液加热浓缩。在出胶前 2 小时加入矫臭剂及矫味剂，也就是我们熟悉的黄酒和砂糖，出胶前半小时还要加入豆油，这样可以减低胶的黏性。

至用铲挑取时黏成一团并不再落入锅中即可出胶。放入衬有铅皮的木盘中，待胶凝固后取出，切成小块。置网架上晾，每隔2~3天翻动1次，以免两面凹凸不平，7~8天后整齐地排入木箱中，密闭闷箱并压平，待外皮回软再取出摊晾，干后再闷，再晾干。在包装前用湿布拭去外面的沫状物，即为成品。

阿胶从古至今都是滋补的上品，性甘味平，归肺、肝、肾经。说到阿胶的功效，除了是补血佳品和妇科圣药外，还有很多其他的作用。

明代著名药物学家李时珍总结了前人经验，强调阿胶的主要功用在于滋阴补血。阿胶是补肺要药，而肺为血之上源，这是因为全身的血液都通过百脉流经于肺，经过肺的呼吸运动，进行体内外清浊之气的交换，然后再通过肺气的作用，将富有清气的血液通过百脉输送到全身。所以，补肺可以从根本上解决血的源泉不足问题，能收到良好的补益气血效果。

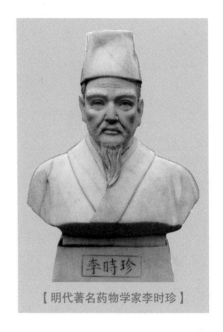
【明代著名药物学家李时珍】

阿胶不仅可以滋阴补血，还可以滋阴养血。中医所说的阴，指的是机体的主要物质成分。阿胶含有丰富的蛋白质，而且属于动物类胶原蛋白，对人体有亲和力，对补阴养血有特殊的作用。现代实验显示，坚持长期小剂量地服用阿胶，能增强体质，提高机体的抗病能力。

阿胶具有滋阴补血、补肺润燥的功能，更有利于滋润肌肤，美容养颜，所以历代将其作为女性美容佳品。长期服用阿胶可以使肌肤有光泽，并能促进钙的吸收。阿胶是由动物驴的皮熬制的，含有丰富的胶原蛋白，可作为人体必需氨基酸和微量元素的重要补充来源，起到延缓皮肤衰老的作用。

除了补血外，阿胶在治疗贫血、咯血（咳嗽而出血，痰少血多，或大量咯吐鲜血的表现）、恢复血色素、妇女崩漏带下、再生障碍性贫血、白细胞减少症、产前产后血虚、血小板减少症及功能性子宫出血等均有较高的疗效，还具有显著的抗贫血作用，能显著缩短体外的凝血时间，治疗失血性贫血，对骨髓造血系统的造血功能有促进和保护的作用，疗效优于铁剂。

贫血的现象可表现为疲倦无力、面色苍白、心慌气短、失眠头晕等，阿胶为血肉之品，单取阿胶用黄酒炖服，就可以有明显的效果。若再搭配党参、黄芪、当归、熟地黄等补气养血药物一同服用，效果会更好。

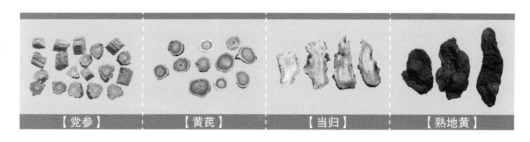

| 【党参】 | 【黄芪】 | 【当归】 | 【熟地黄】 |

虽然阿胶有很好的补血作用，但是女性在经期切记别吃阿胶红枣。

月经是女性大失气血的时期，月经前应及时调和气血，不能吃太热性的食物，可以服用一点铁皮枫斗、子排、山药（健脾胃）、当归、藕（补铁）等。

到了经期，阴血下泄，阳气偏旺，这时就不能吃温补的东西，例如红枣、阿胶等。

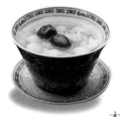

月经后要滋阴养血，补充之前流失的气血，这时就可以用阿胶补充，可以煲一些滋补的汤，例如乌骨鸡加枸杞子、红枣汤等，也可以吃山药、藕等，当然，最好是能够服用滋阴养气血的中药。同时，在此期间也可以多吃一些"黑色"的食物，例如黑木耳、黑豆、黑鱼、泥鳅。

【小贴士】▶▶

服用阿胶的方法很多，用于一般性调补，通常是用阿胶5～10克，加适量黄酒，隔水蒸炖，烊化成液体后服用。

为了便于粉碎，又常炒用，炒用者称阿胶珠。

阿胶质地黏腻，消化能力弱的人不宜应用；身体内热较重，有口干舌燥、潮热盗汗时也不适宜服用阿胶。

阿胶并不是只有女人才可以服用，事实上，男性每天适量服用阿胶可以增强体质，提高抗病能力，尤其对于体力和脑力劳动量较大者非常合适。

在食用阿胶的过程中，要注意服用量不要太大，每人每天3～9克为宜。另外，感冒、腹泻、消化不良时不要吃，女性月经期间不要吃。

浑身都是宝——三七

　　一棵奇异的红花，它非常脆弱，只能生长在我国西南边陲，海拔在1200米、1700米的高山上。它需要沙质黑壤土的山坡，喜欢三成透光、七成庇荫的阳光。生长三至七年，只为三个叶柄和每个叶柄上的七个叶片。可就是有人为了它甘愿付出，而且亲力亲为，它就是——三七。

被誉为神草的"三七"

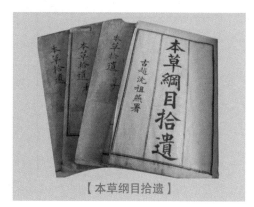

　　关于这种草，千百年来一直传诵着许许多多神奇的故事：猎手不慎坠崖骨折，他们将一种野草嚼烂敷在出血处，伤口就像漆黏物一样被封住了，出血停止，猎人居然能挂着猎枪步行回家。石匠砸伤脚掌，疼痛难忍，将这种草捣烂包扎于伤处，马上止血止痛。产妇雪崩，生命垂危，一把

【三七植株】

草就把她从死神手中夺回。这种草，苗族的祖先将其叫做"山漆"，它的神奇功效在民间代代相传，被人们称作"神草"。因为"山漆"与"三七"谐音，在后世的流传中就记作了"三七"。

　　以讹传讹的故事往往都有夸大其词的嫌疑，名著中的详细记载才是最具权威性的。

　　在明代，著名的药学家李时珍对三七就有过这样的称谓——"金不换"，可见三七的不一般，是中药材中的一颗明珠。在清朝药学著作《本草纲目拾遗》中记载："人参补气第一，三七补血第一，味同而功亦等，故称人参三七，为中药中之

【本草纲目拾遗】

最珍贵者。"能和人参媲美，可见三七就是中药材中的一颗明珠。

"云南白药"和"片仔黄"是我们再熟悉不过的药了吧！它们二位可是扬名中外的中成药。但是，它们二位谁离了三七都不可能成名。美国朱其岩博士也给予了三七很高的评价——"人参之王"。因为产于我国西南部，故有"南国明珠"之美誉。

买三七不得不知道的那些事

三七又名田七，起源于古老的第三纪，属于古热带残遗植物，具有活血化瘀、降低血压、增强机体免疫功能等作用。它分为：三七花、三七头（三七粉）、三七根，这三类都是三七中药用价值极高的，而且功能也有所不同。

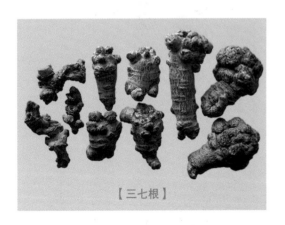
【三七花】

三七花：每年6~8月份采摘，是整株三七中药用价值最高的，三七皂苷含量最高，高达13％以上。当然，年份越长的三七越好，如三年花、四年花等，主要用于降血压、降血脂。

三七头：三七的根头部，药用价值仅次于三七花，主要用于心脑血管疾病。

三七根：植于三七土部，味苦涩，性凉。功用是理气、收涩、消肿，主治痢疾、腹泻、喉炎、劳伤、跌打损伤、红肿疼痛、痛痒。

【三七根】

在功能上，三七可与人参媲美，其实，它的真实"身份"就是人参，只不过是五加科人参，意思就是假人参的变种。三七历来不仅是伤科金疮药，也是很不错的补品。

三七根可以干燥后切片，碾成粉后和水吞服，如果能与肉和鸡煲汤，那简直是完美，功效倍增，还很美味。"三七汽锅鸡"就是云南传统名菜，食后有养气补虚之功。如果您曾经服用过许多名贵中成药和滋补品，那您知道在其中扮演着主要角色的就是三七吗？听听这个数据您就明白了，目前国内300多种中成药都有三七的配伍。

既然是极好的东西，那我们就来看看它的样子吧！主根类似圆锥形或圆柱形，长度为1~6厘米，直径是1~4厘米。颜色灰黄色的是"年轻者"，灰褐色的是"年长者"，全身有断续的纵皱纹及支根痕。头顶有茎痕，周围还有瘤状突起。体重，质坚实，切开又是另一番"风景"，灰绿色、黄绿色或灰白色都是它内部的颜色。皮与里面的木质部分很容易分离，听听它的头衔——"铜皮铁骨"，还是很形象的。木部微呈放射状排列，尝一下，味苦但回甜。

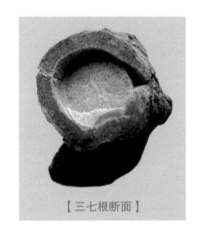

【三七根断面】

三七虽然是假人参的变种，但是，它依然沿袭着人参越老越有价值的"规则"。以个头圆大饱满、身干、个大、体重坚实、断面灰黑色、无裂隙者为佳。实际上，市面上生长年份很长的三七块已经不多了，这就给了黑心商贩钻空子的机会，给三七"化妆添色"成了业内的"潜规则"。

用大号电池里面的石墨棒磨成粉，石蜡炭灰、铅笔芯粉加到三七里面。这样加工过的三七颜色会变深，变身成老三七的颜色，看上去更光滑、更亮。这种假象吸引了很多人的眼球，拿在手中仔细端详，简直是无懈可击。但是想要蒙混过关，也没那么容易，用手用力摸一摸表层和夹缝，看看有否沾上黑色的粉末，或者浸到水里观察是否有黑色的粉状物漂出，如果有，就有可能是加工过的。也会有这种情况发生：几十块钱一公斤的三棱或莪术通过机器打磨伪装成三七块的样子，遇到这种情况，看看它的头顶上，如果没有茎痕，"身体"表面有刀工痕迹的就可能是莪术。还有一种方法，用小锤子敲一敲，如果三七块皮部和木质部容易分离且敲碎后呈颗粒状，说明是真的；反之，敲下去不易分离且碎后是纤维状的就是三棱。

吃三七还要注意这些

尽管三七粉属于纯天然的药食同源特产食品，与西药有一定的区别，但是在吃三七的时候，还是有一定的使用禁忌的，尤其是女性朋友。吃什么都得有个度，用量上，三七粉每人每天不要超过 10克，一次不要超过 5 克，如果是外用止血那就另当别论了。女性月经期间不要用，别忘了，三七粉活血化瘀可是第一圣药，会导致出血过多，但如果是血瘀型月经不调，就可以用三七粉活血化瘀来调理月经。要分清状况，气血亏虚所致的痛经、月经失

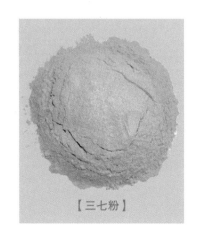

【三七粉】

调就不宜选用。孕妇这个特殊群体还是别用，以免对胎儿有影响，等到产后用三七来补血那可真是不错，因为三七对失血性贫血具有极好的效果。注意三七粉生和熟的问题，三七粉生吃和熟吃的效果不一样，一般而言是生降熟补。

【小贴士】▶▶

三七大蒜粥：三七5克，紫皮蒜30克，粳米100克。大蒜去皮，切片，沸水煮1分钟，捞出。淘净的粳米放入煮蒜水内熬粥，待粥将熟时，再把蒜及三七放入粥内，煮至蒜熟，早、晚温热服。功能：抗结核，治痢疾，降血压。适用于肺结核、急慢性痢疾、高血压、动脉硬化等症。慢性胃炎、胃及十二指肠溃疡者不宜用。

三七生芪鸡：选小公鸡1只（700~800克），三七5克，生黄芪20克，人参5克，精盐、味精、料酒、清汤、胡椒粉各适量。将鸡宰杀好，去头、翅、颈，出水。将三七、生黄芪及人参洗净，与鸡一起放入锅中，加清汤、精盐、味精、料酒、胡椒粉，盖上盖，上笼蒸1小时。功能：补益气血，大补元气。适用于脾虚体弱、低血压、营养不良、贫血等症。对老年者尚有抗衰老作用。

三七枸杞鸡：三七10克，枸杞子15克，母鸡1只，料酒、精盐、味精、胡椒粉、姜片、葱、白菜、调料各适量。将母鸡宰杀，去毛、内脏、爪尖，洗净，入沸水锅内焯一下，捞出洗净；三七回软切成薄片；再将三七片、枸杞子、姜片、葱、白菜塞入鸡腹内，放入炖盅内，加入适量料酒、精盐、味精及水，封好口，入蒸笼回蒸2小时，出笼撒入胡椒即成。功能：滋阴润肺，补虚益血。适用于久病体虚、产后血虚、腰膝酸软、遗精、小便频数、咳血、吐血等症。

【枸杞子】

人间仙草——灵芝

灵芝蒜颗粒、灵芝软胶囊、灵芝孢子油软胶囊，这三种小有名气的保健食品无一例外的都用到了灵芝，曾经传为仙草的灵芝如今已经被广泛应用于养生保健，是否说明现代人非常奢侈呢？

象征"吉祥"的灵芝

灵芝自古以来就被认为是吉祥、富贵、美好、长寿的象征，有着仙草、瑞草、神芝多种雅称，位列九大仙草之列。因此，关于灵芝的民间传说数不胜数，其中不少还带着浪漫温暖的色彩。

唐人余知古《渚宫旧事》记载，天帝哀怜瑶姬的早丧，封她为巫山云雨之神。传说这位美丽的女神，晨化朝云，暮化雨。其精魄散则为气，聚则为物，也就是"精魂为草，实为灵芝"。将灵芝标榜为爱情象征的同时，更加突出了灵芝确是凤毛麟角一样的存在。

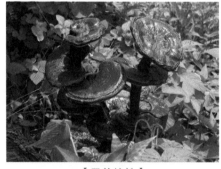

【灵芝植株】

东汉时期的《神农本草经》、明代著名医药学家李时珍的《本草纲目》，都对灵芝的功效有着详细的、极为肯定的记载。

现代药理学与临床实践进一步证实了灵芝的药理作用，其主要成分——灵芝多糖具有扶正固本、滋补强壮、延年益寿的作用。现在，灵芝作为药物已正式被国家药典收载，同时，它又是国家批准的新资源食品，无毒副作用，可以药食两用。

灵芝，这样一味带有传奇色彩的中药材，其家族成员相当庞大，足有200余种。青芝、白芝、紫芝、赤芝、云芝应

【灵芝】

有尽有，而众多成员中出类拔萃的是赤芝、紫芝、云芝，三种灵芝生长在不同的深山且各有所长。

特殊的生长条件

那么，灵芝究竟是从何而来？又是何种原因使灵芝披上了一层神秘的外衣？

《本草纲目》记述了灵芝产生的三大条件：灵芝是某种珍稀高山动物的尸体附着在千年栎树的朽木之上的芝菌，须在海拔千米以上的阴湿环境气候下才能生长，这三大条件决定了灵芝非天工做巧所能也。

灵芝，是中国对这个菌类独有的名称，有别于其他的芝菌。现代科学已证明，芝菌是由动物与植物的基因结合而产生的一个物种，但对于灵芝是由何种动物和植物所组成的至今还是一个谜。而近代人类对自然的破坏，使得大量的动植物和原始森林的灭绝，加之人类几千年来肆无忌惮的采挖，野生灵芝早已几近灭绝。

不过，古人肯定想不到，他们需要深山涉险都不一定找得到的灵芝，如今却可以大量出现在现代化的培养房中。培养房中是终年恒定的温度，特殊的湿度，特定的培养基质。现代化的措施将灵芝成长的偶然性变成了可能。

现代的新剂型

曾经千金难求的灵芝可以用现代化的方式培植，那么，如何使原始的灵芝中药材以现代化的方式发挥功效呢？现代化的煎煮必不可少。如何保证灵芝软胶囊小巧的身材和强大的功效？这就要交给浓缩罐和醇沉罐合作不可了。

经过药效提取、浓缩、醇沉三个漫长的过程后，灵芝完全改头换面，变成黑乎乎的黏稠物，也就是灵芝药用的主要成分——灵芝多糖。

随着研究的逐步深入，我们发现了灵芝身上更有价值的东西。这就是灵芝的种子——灵芝孢子粉。灵芝成熟后，种子会从毛孔一样的缝隙中喷薄而出，由于每个种子都细小到微不可见，所以种子喷射时培养房中就好像腾起一股土黄色的雾气。灵芝孢子粉凝聚了灵芝在调节免疫、控制血压、防癌抗癌等方面的主要精华。但是想要使孢子粉的精华有效地被利用，还得用特殊的方法征服它才行，因为看起来已经足够微小的灵芝孢子粉却穿着一层坚硬的盔甲，想要打破这层盔甲将孢子油释放，需要专业的破壁机帮忙。

"打仗亲兄弟，上阵父子兵"，破壁后的孢子粉终于同干燥、粉碎后的灵芝多糖粉汇合了，但是，做成方便服用的软胶囊之前，"父子二人"还得经过均质、压丸、洗丸等一系列变身及美容的工序，最终以光鲜的姿态出现在我们的面前。

灵芝软胶囊是"父子上阵"，这灵芝蒜颗粒应该算"兄弟搭档"了。大蒜在杀菌、稳定血压、改善血液循环等方面的作用为灵芝的调补做了有效的补充，而且灵芝蒜颗粒中的大蒜也算名震一方，"金山火蒜"的大名同灵芝相配不算委屈灵芝吧！

同灵芝相似，大蒜经过压榨、浓缩、醇沉等工序也改头换面成为大蒜多糖。接下来，承载着重要功效的两位好兄弟将携手踏上蜕变成为颗粒的道路。

过程很是繁琐，但是，成为一包包易于冲泡的颗粒解决了千千万万繁忙人士的保健难题。

科技在发展，人们对灵芝的探索也在逐步深入。当太空蔬菜、太空水果风靡之际，灵芝也赶上了去太空旅行的飞船。旅行归来的灵芝令人激动万分，因为它不但个头变得更加魁梧，而且在调节免疫、抑制肿瘤、保肝护肝等方面发挥重要作用的灵芝三萜的含量也大大提升，灵芝的可利用价值也同步提升。

太空灵芝身上的孢子粉数量更大，所以由它们破壁、萃取而成的灵芝孢子油可谓是精华中的精华了。

工作繁忙、生活压力大的时候，冲一杯灵芝蒜颗粒或来一粒灵芝孢子油软胶囊，在慢慢体味它的功效之余，还要感谢科技带给我们的幸福生活。

【小贴士】▶▶ 灵芝炖山鸡：山鸡1只（约重750克），灵芝60克，平菇50克，豆芽75克，生姜片15克，香葱花20克，胡椒粉4克，川盐、鸡精、高汤各适量。山鸡宰杀后，烫去毛，去内脏，洗干净，投入沸水锅中焯水后，再次洗净，将豆芽洗净，填入鸡腹内待用。灵芝去蒂，洗净，改几刀；平菇去蒂，洗净。净锅内放高汤，山鸡、平菇、灵芝烧沸后，打净浮末，加入胡椒粉、生姜片、川盐，炖至软，起锅，盛入盆内，放味精、香葱花即成。

龙落子——海马

马的头，变色龙的眼，象鼻般的尾巴，木雕般的身体。这几种风马牛不相及的部位凑到一起，却变成传说中追随神兽"嘲风"其后的仙禽——海马。海马是海龙科动物，入药的历史很长。它可以全身入药，是在治病救人方面有着突出贡献的中药材。

历史悠久的"鱼"

海马入药，早在公元 720 年就有记载。在南北朝时期，名医陶弘景的著作《本草经集注》中已有记载，时称"水马"。唐代《本草拾遗》中首次使用海马之名。

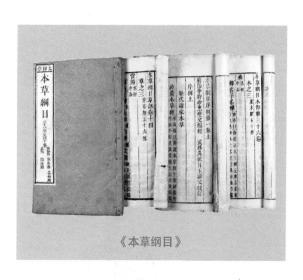

《本草纲目》

欧洲从 18 世纪开始将海马入药。李时珍在《本草纲目》中进行了专门记述，曰："暖水脏，壮阳道，消癥祛块，治疗疮肿毒。"强身健体、补肾壮阳、舒筋活络、消炎止痛、镇静安神、止咳平喘对于海马信手拈来，而治疗神经系统的疾病更是海马的拿手强项。对于年老体弱、肾阳虚衰所致的阳痿、早泄、遗尿、虚喘、神经衰弱等症，海马也有着不俗的表现。

作为药材治病或保健，海马素来就被拿来与人参相媲美，"北方人参，南方海马"的说法广为流传。但您一定想不到真实的海马会是个可爱慵懒的家伙吧？

有人评价海马是最不像鱼的鱼类，集合马、虾、象三种动物的特征于一身——马头、虾身、象鼻尾，独特的外形让人一眼难忘。但是，身为鱼类，海马的游泳水平实在不敢恭维，只能直立游泳一小段距离，所以常常用尾巴勾在珊瑚或海藻茎枝上，以吸取浮游小生物为食，是个实实在在慵懒的家伙。

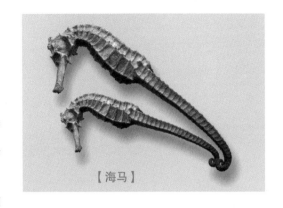

【海马】

别小看它身形只有 10 厘米左右，家族成员却相当庞大，足有 35 类。体态相似，但各有特点。不过，从药用价值来讲，三斑海马、刺海马、大海马等品种才是优品。

女性怀胎、生子、养子会经历诸多苦痛和辛劳，而生活在世界各浅海的雌性海马在这方面却显得惬意很多。每年的 5~8 月份，海马妈妈只需将卵产在海马爸爸腹部的育儿袋中，50~60 天的孵化任务就由海马爸爸完成了。

成活率低的难题，巧辨"真假海马"

海马有雌雄，分工也不尽相同，但雌雄海马同等入药，不论雌雄皆具有同等功效。这也许会让药性相似的蛤蚧有些汗颜。

但相对而言，蛤蚧有一点是值得骄傲的，那就是蛤蚧要比海马的适应能力和成活率高上很多，人工饲养蛤蚧国内已经有了一定规模。但是，海马的人工养殖却一直是人们头疼的问题。也并不是海马对于生活环境有多么苛刻的要求，而是海马幼苗的成活率实在无法满足产业化养殖的需求。饵料的选择、病害的防治等生物学及生态学问题尚未能完全解决。这也是海马成为经济价值较高，大量海马非法交易存在的重要原因。

那么，在海马市场相对不稳定的情况下，如何选择优质的海马呢？有这样几个小窍门您可以参考一下：真海马气微腥，味微咸，一般体长 8~23 厘米，头似马头，有管状长嘴，全身显黄白色或灰棕色，上部是粗壮的 6 棱，下部是细长的 4 棱，背部长有鳍，骨质坚硬，很难折断。

当然，这都是海马的普遍特征，其中，药用价值较高的刺海马、三斑海马、大

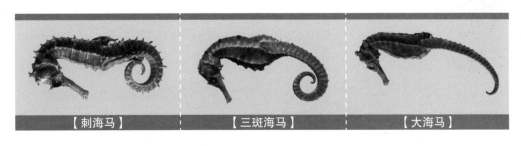

【刺海马】　　　【三斑海马】　　　【大海马】

海马还具有自身的独特性。如刺海马一般体长15厘米，全身长有硬刺，以色白、头尾体全者入药最佳。所以，选购海马时一定要睁大双眼认真鉴别，以防服用假海马，危害自身健康。

入药、食疗，对症下药

海马入药治病要搭配不同的中药材，人参、白花蛇、蜈蚣等都可以成为海马入药的好伙伴，丸、散、膏、片怎样用？还得交给医生帮忙。

但是，令人强身健体的海马要怎样烹饪呢？方法多种多样。海马泡酒可温肾壮阳，活血散寒；人参海马粉用于阳痿腰酸，少气乏力；还有木香汤、海马苁蓉鸡，甚至海马童子鸡盖浇饭等等，只要搭配合理，都可以收获意想不到的效果。

不管入药还是食疗，都讲究对症下药，含蛋白质、脂肪酸和多种氨基酸的海马性味温和，但也不能盲目乱吃。凡是调补，首先要明确自身是阴虚、阳虚、气虚还是血虚。只有对症入药，才能药到病除，海马当然也不例外。所以，孕妇及阴虚火旺者是忌服海马的。

无论作为药材治病还是作为动物观赏，海马给予人类的帮助是多方面的。那么，人类为海马又做了什么呢？科学家们研究发现，80%~90%的海马都可以用来入药。但是人类无限制地大量捕捞，人工养殖海马的难题尚未攻破，这样的情况下，海马还能守护人类多久呢？

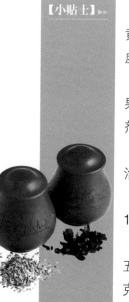

【小贴士】▶▶

验方1：海马1对，杜仲15克，巴戟天12克，熟地30克，黄芪30克，桑寄生30克，水煎，分2次服，1日1剂。治疗肾气虚弱之腰痛、阳痿。

验方2：海马1对，杜仲15克，黄芪30克，当归12克，白果10克，白芷10克，土茯苓30克，水煎，分2次服，1日1~2剂。治疗肾虚白带量多。

验方3：海马9克，田七（打碎）6克，水煎服，1日2次。治疗内伤疼痛。

验方4：海马1只，蜈蚣6只，穿山甲5克，焙干研末，1次1克，米酒冲服，1日2次。治疗乳腺癌。

验方5：海马60克，海龙60克，田七30克，桑白皮60克，五加皮120克，黄芪120克。上药共研细末，1日3次，每次3克，温开水送服。治疗跌打损伤。

濒临灭绝的珍贵仙草——铁皮石斛

风声、雨声、虫鸣声、鸟啼声、雷电声，甚至还有兽吼……能出现这全部声音的地方不只有原始森林，现代化的温室也可以办到。大费周章地设置仿野生的原始环境，仅仅是为了一株小小的幼苗，如此重视，它在中草药家族里扮演什么角色？让我们一起来认识它！

濒临灭绝的珍贵仙草

2000多年前的秦代，通晓医学、天文和航海知识的著名方士徐福曾经为了满足秦始皇长生不老的愿望，奉命远渡东海，寻找长生不老药，而徐福梦中所见的就是后来被历代帝皇贵族视为仙草、列为贡品、争相祈求的无上宝物——铁皮石斛。

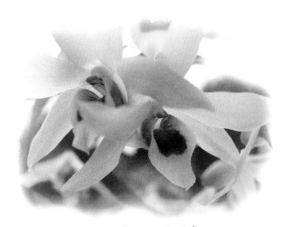

【铁皮石斛花】

铁皮石斛究竟是什么？它是一株弱小到在林间、在草中可以让人完全忽视掉的小幼苗；它也是被称为"植物黄金"的神奇仙草，一种生长在连鸟兽也难以涉足的深山悬崖间的珍稀中草药。

人参因酷似人形而叫人参，那么，铁皮石斛怎么会有这样奇怪的名字呢？原来，铁皮石斛因其表面呈铁绿色，称为铁皮；石则是因其生长在人迹罕至的悬崖峭壁、背阴处的石缝里；而斛是古代最大的一种容器的称谓，意指其适用范围广，滋阴速度快，效果显著。

不过，传说毕竟是传说，光是一个名字也说明不了什么。还是来看看历代中医大家们以及典籍中对铁皮石斛的评价吧。

秦汉时期的《神农本草经》把铁皮石斛列为百草之上品，曰："味甘、性平，无毒，主伤中、除痹、下气、补五脏虚劳、羸弱、强阴"；李时珍在《本草纲目》中评价铁皮石斛"强阴益精，厚肠胃，补内绝不足，轻身延年"；成书于1000多年前的道家医学经典《道藏》将铁皮石斛列为"中华九大仙草"之首；中医药大师朱丹溪更是把铁皮石斛列为滋阴首选。铁皮石斛的茎能够清热生津，消炎止痛，清润喉咙，对治疗嗓音嘶哑有很好的疗效。

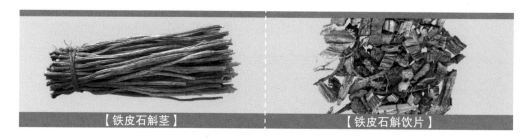

【铁皮石斛茎】　　　　　　【铁皮石斛饮片】

千年过去了，野生的铁皮石斛由于环境因素和过度采挖而濒临灭绝。因为稀少，在国际市场上，铁皮石斛被加工成一种叫"龙头凤尾"的中药，每千克售价3000美元左右，是世界上最昂贵的草。

而走到今天，《中华人民共和国药典》也对铁皮石斛进行了特别记载。《药典》中强调，由于铁皮石斛对温度、湿度、光照等小气候的要求近乎苛刻，在自然生长条件下，产量极为稀少，被誉为"植物熊猫"，1987年被国务院列为国家二级保护植物。而人工栽培铁皮石斛也有药学上的"哥德巴赫猜想"之称。

走出深山的人工栽培铁皮石斛

这珍贵仙草是如何在濒临灭绝后，又重现人间的呢？精诚所至，方得珍品，科研人员的努力功不可没，让曾经长在悬崖峭壁上的铁皮石斛之王如今就出现在我们身边。但人工种植铁皮石斛不是被称为药学上的"哥德巴赫猜想"吗？那现在又是怎么做到的呢？

原来，从铁皮石斛被列入国家二类保护植物之后，很多研究者就在钻研如何将这个即将灭绝的中药材保护起来，于是进行品种的选育、组培、人工栽培。

高级农艺师俞巧仙告诉我们："铁皮石斛濒临灭绝首先是因为它自然分植力是很差的，因此要完全依靠种子种植，而种子容易开花不结籽或结籽不发芽，因而就靠植物克隆来帮助完成这个分化。"

铁皮石斛的种子会在"植物克隆"的组培中心进行克隆，克隆后种子被放入培养基中。鉴于铁皮石斛对于生活环境的苛刻要求，科研人员特别发明了适合它不同生长阶段的培养液。在温度、湿度特定的培养房中，新芽逐渐成形，这时候就要更换新口味的营养餐啦！相似的生长环境，这样吃吃喝喝3~4个月后，它们已经变了模样。不过，要想长得更强壮，还得继续换个环境，搬家也并不费劲儿，用鹤嘴状的镊子就轻松搞定。在这个新的、果冻状的培养基中又是3~4个月的舒适享受。从种子萌发到种苗的诱导分化再到壮苗，大概9个月的养尊处优，也到时候该锻炼一下啦！

这时候种苗会被送到组培的大棚中集中驯化，这里的驯化是指将种苗由室内环境变化为室外环境，让其进行环境适应。大棚中的温度、湿度以及光照也是人工调控的，但对于这些初来乍到的种苗来说已经是个不小的考验了。

几天的时间一晃而过，适应期结束，种苗们就要从安全的象牙塔中出来，真正地投入大自然的怀抱了！存放种苗的密封瓶被打开，高营养的培养基被洗掉，这下就要跟前辈们的生活环境完全统一了。

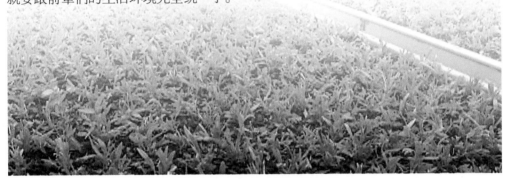

【铁皮石斛种植基地】

这里还要说明一下，栽培铁皮石斛和种稻谷、麦子不一样，因为它是一个附生的植物，需要附在其他地方生长，例如悬崖峭壁或是千年古树。做一个附生产品，那么，在它的种植过程中，仿野生种植这一块的难度是很大的。

仿野生种植会在大棚中进行，对于种苗们来说，虽然大棚环境不如"温室"安逸，但高仿的野生培育环境也是相当考究的！人工栽培大棚中建有遮阳网和微喷设施，使光照强度、空气湿度、温度都保持在适合铁皮石斛种子生长的数值。根据铁皮石斛喜好阴湿的特点，大棚顶端为一层具一定透光率的遮阳网，大棚的上方为喷雾装置，控制棚内和基地的温湿度。栽培基质按照一定比例混匀组成，基质下层需先铺上一层大石子，把栽培基质和土壤隔离起来（铁皮石斛生长忌泥土），起到了透气保湿的作用。除了光照强度、温度、湿度与野生环境别无两样之外，仿野生种植的另外一个特别之处就是连野生环境中的声音也包含在内。风声、雨声、虫鸣声、鸟啼声、雷电声、兽吼……如果闭上眼睛会让人感觉自己站在深山中。

不过，这还不是人工栽培的全部，而是处在所谓的"练苗"阶段，等种苗完全适应自然环境后还得继续转移阵地——进入大田栽培。大田里的种苗已经具备很强的抗病、抗虫能力，所以农药在这里根本没有用武之地。不过，养殖人员的精心照料会让它们长得更强壮。这也是他们最终的定居之所，两三年后才是真的长大成材！

准确的采收时间很重要

众所周知，珍贵中药人参是时间越长药用价值越高，那么，才长两三年的铁皮石斛功效能保证吗？对此，我们采访了浙江农林大学的斯金平教授，他说："关于铁皮石斛的采收时机从古代就有记载，《神农本草经》就记载石斛采收是有时间要求的。唐朝药王孙思邈在《千金方》总论里是这样说的：'采药时机，阴干暴干。'这很重要，如果没有在最恰当的时机任意采收，那跟朽木无殊是一样的。铁皮石斛的生长规律是第一年生的时候，叶子很多；第二年叶子会开始掉落；第三年就一点叶子都没有了。经过研究，两年生的时候，开花前采收最好。第三年开花前也是可以采收的，再老就过了。人参药用部位是根，根是养分积累的器官，人参通过叶子合成的能量都储存在根里面，所以人参是越老越好。而铁皮石斛的药用部分是它的茎，茎四五年就死掉了，它会把所有的积蓄都传递给生长旺盛的枝条里面去。老了以后能量和养分都没有了，所以它是两年到三年生开花前最好，提前或延后采收，其有效成分就会不足或大量流失。"

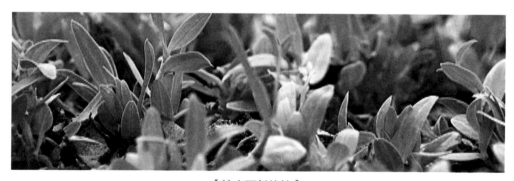

【铁皮石斛植株】

因此，我们知道了准确采收是保证铁皮石斛药用成分十分重要的一环。铁皮石斛作为兰科草本植物能有三四年的寿命刚刚好，生长年份虽没有其他仙草长久，但功效方面却是龙头老大，这一点是毫无疑义的。

另外，一般人认为野生的铁皮石斛要比栽培的好，其实这是一种误区。经过大量的试验研究表明，人工栽培的铁皮石斛在 -12℃能够生长，而野生的在 -0.5℃就不能生长了。人工栽培的铁皮石斛药用含量最高可达 43％，而野生的只有 25％左右，所以人工栽培的铁皮石斛的药用价值是很高的。

朱丹溪老前辈一定不会想到当年他要跋山涉水都不一定找得到的"长生仙药"，后世子孙已经可以这样大面积的种植，并且制作成能提高人体免疫能力、增强记忆力、补五脏虚劳、抗衰老、抑制肿瘤、改善糖尿病症状等作用的药品。

铁皮石斛与铁皮枫斗

铁皮石斛是九大仙草之首，也是石斛大家族中的极品，重唇石斛、铜皮石斛、金钗石斛、紫皮石斛，面对这些极其相似的兄弟姐妹，入药时的区分变得尤为重要。对于这一点，斯金平教授举出了几个区分它们的好方法。

要区分铁皮石斛和其他石斛，首先要试一下它苦不苦，苦的就肯定是假的，因为铁皮石斛味淡，不苦，或者有一点点甜；第二个是咬一下没有渣，或者渣很少；第三个则是因为它多糖含量很高，咬了以后是感觉黏稠的，这是它的口感。这三个特点，紫皮石斛也有，但紫皮石斛长得很快，节点之间距离就很长，一般超过两厘米。而铁皮石斛长得很慢，节段就比较短，一般不超过一公分半，如果超过两厘米，那么就不是铁皮石斛。另外，由紫皮石斛制作而成的紫皮枫斗泡出来的水是紫色的，这也是与铁皮石斛不同的地方。记住这些，买药时咱也算行家了！

新鲜的铁皮石斛经过烘焙后，会有一个新的名字，叫铁皮枫斗。烘焙是一项传统的纯手工工艺，历史相当长久，制作起来也是十分考究的。用来烘焙的热源非电非火，而是炭灰，温度不高，但是最大程度地保证了药用成分不流失。慢火烘焙一段时间，工人师傅将干湿度适中的铁皮石斛一圈一圈扭成螺旋状，成型后包上韧劲儿十足的牛皮纸，继续进行烘培。不过，这可不是为了保暖，而是为铁皮枫斗做最后的定型。包裹在牛皮纸中烘焙的铁皮石斛会慢慢变得干燥，最后的造型有点像耳环。正是因为这个有意思的造型，它还赢得了一个好听的名字——耳环石斛。

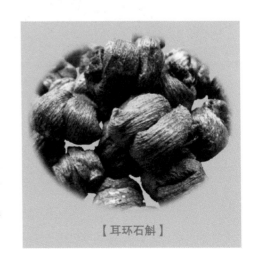
【耳环石斛】

现在，做好的铁皮枫斗可以用它煮茶或煲汤了，但是要切记，这样的铁皮枫斗煮上三四次药用成分才能完全释放，所以不要煮一次就丢掉哦。不过，如果觉得煮茶或煲汤太费时间，或许用铁皮石斛做成的冲剂和胶囊会是不错的选择。

铁皮石斛冲剂和胶囊的制作工艺

将铁皮石斛做成冲剂和胶囊，对于生活节奏快的人群很有帮助，那它的生产工序会不会很复杂呢？其实很简单，总结起来就是提取物质、做成浸膏、分成颗粒、干燥。

工人师傅将准备好的铁皮石斛与北沙参、麦冬、玉竹一起放入提取罐中，对于药材们来说，煎煮是个痛苦而漫长的过程，但有效成分会在这个过程中充分与纯化水融合。时间一到，提取液经由压力罐转移到浓缩罐，在继续忍受高温浓缩的过程中，多余的水分消失不见，剩下的就是浸膏了。工人师傅将浸膏转入冷凝罐中，在循环水的帮忙下，浸膏逐渐地冷静下来。

到了这一步，您就可以选择直接饮用浸膏了，吸收效果绝对不会让您失望。或者做成浸膏丸也是个不错的选择。再不然就是将浸膏放入干燥罐，会有热风经过管道进入罐中，将浸膏吹得上下翻滚，过一段时间之后，经过炼狱般考验的浸膏就变身成为很小的颗粒状了。

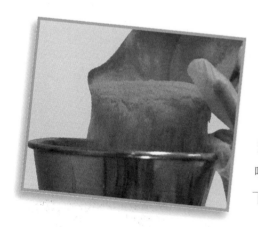

但是，为了保证不同批次的质量相同，干燥后的颗粒大家族会被送到总混间来一次总混，转啊转、摇啊摇，不管哪个批次的颗粒出来后都变成了一个模样。在总混的过程中，如果有颗粒结成一团，那就要被送到粉碎机里了。在粉碎机里，那些拉帮结伙、聚在一起的家伙们就只能各奔东西啦。这些细腻的小颗粒再经过筛机中的筛网过滤一下就可以成为合格的药粉了。

不过，细腻的药粉吃起来应该算不上美味的东西，还是装进胶囊里吧。药粉被倒进胶囊填充机中，接下来的装粉、封壳，机器完成的速度会让人感觉眼花缭乱。

称一下体重，做一下美容，化妆师就是抛光机，在抛光机里一进一出，身上残留的药粉没有了，外表果然也更加亮丽了。

历来胶囊与铝塑板就是绝配，这里也不例外。模具将塑料板压成适合胶囊大小的一个个凹槽，胶囊公寓就做好了。接下来，忙碌的小刷子帮每个胶囊选好容身之所，绿色的精灵们就迫不及待地躺了进去。再封上铝箔板，与外界空气完全隔绝，胶囊安全了。

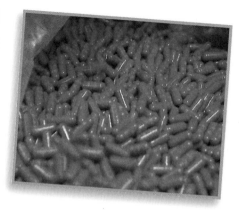

铁皮石斛胶囊算是做好了，那么，冲剂又是怎么做成的呢？其实也并不神秘，这一次，铁皮石斛与西洋参、麦冬、玉竹搭配，同样经过炼狱般的煎煮、浓缩、制粒、总混、过筛，成为易于冲泡的颗粒。不过，这些颗粒没有自己的小公寓，而是每3克一起被包进塑料袋中，这样小巧的包装携带起来会很方便。

最后的质检自然必不可少，认真的质检员，高端的检测仪器，通过他们的检测后才有资格装上一层层的外包装等待出厂。

从最初那一棵棵翠绿的铁皮石斛蜕变成现在市面上方便食用的浸膏、冲剂或是胶囊，再想想古人翻山越岭寻找的东西，我们现在却能轻轻松松尝到它的味道，享受它的疗效，不得不感慨科技发展带给我们的幸福生活。还在犹豫什么？如果您想增强免疫、调节五脏、补充脑力、滋阴降火，都可以让仙草之首——铁皮石斛帮忙！您会亲身体会到这一株小小的绿苗蕴含着的无穷力量！

【小贴士】►►

如果您在家自己服用铁皮石斛，这里有5种方法可供选择。

方法1：鲜吃——洗净去衣，直接食用。

方法2：煎汤——洗净去衣切碎或拍破，加水入锅，文火先煎煮30分钟，后放入其他配料再煮30分钟，连渣食用。

方法3：泡茶——洗净去衣后切薄片，加清水若干，武火煮沸，再文火煮30分钟或直接沸水冲饮，连渣食用。

方法4：入膳——洗净去衣切碎或拍破，和鸡鸭等一起文火炖60分钟，连渣食用。

方法5：浸酒——洗净去衣切碎或拍破，单味或与其他物料一起浸入40度以上的酒中，3个月后即可食用。

中药里的黄金——冬虫夏草

> "冬虫夏草名符实，变化生成一气通。一物竟能兼动植，世间物理信难穷。"这是《聊斋志异外集》里描写冬虫夏草的一首诗，这首诗形象地刻画了冬虫夏草的特性。生于雪原、亦虫亦草、能"起死回生"……虫草长期以来被蒙上了"神药"的面纱。难道它真的在冬天是虫子，到了夏天摇身一变，就变成一株仙草了吗？

冬虫夏草的真面目

其实，真正的冬虫夏草均为野生，生长在海拔3500～5000米的高山草地灌木带上面的雪线附近的草坡上。冬虫夏草其实非虫非草，是菌藻类生物。

蝙蝠蛾在空中交配后，雌蝙蝠蛾将卵产于地面。卵孵化变成幼虫钻入潮湿松软的土层。有一些幼虫会不小心感染上冬虫夏草菌，霉菌会以幼虫的内脏为养料，滋生出无数的新菌丝在幼虫体内生长。冬天的时候，幼虫被冬虫夏草菌消耗殆尽而死去。这就是所谓的冬虫。等春天到来的时候，冬虫夏草菌开始继续生长，到夏天时长出地面，外观酷像一根小草。没有感染的幼虫就化成蝙蝠蛾进行新一轮的交配。冬虫夏草就这样周而复始的循环生长。

因为冬虫夏草生长的环境独特，而且环境里还要同时具备冬虫夏草菌和蝙蝠蛾的幼虫，这让人工培育困难重重。所以，它是目前唯一无法人工培育的中药。古语有云："宁要虫草一把，不要金玉满堂。"我国有200多部医书记载了冬虫夏草的药效和用途。

作用于肺的冬虫夏草

清代的《本草备要》对冬虫夏草的形态已有详尽的描述："冬在土中，形如老蚕，有毛能动，至夏则毛出土上，连身俱化为草……"冬虫夏草的形态具有非常显著的昆虫特征，有8对足，其中腹部的4对足较为明显；虫体表面呈土黄色至黄棕色，断面为白色；虫体头部顶端长出子座，表面呈棕褐色，外形似长棒，子座断面纤维状，白色至黄白色。冬虫夏草还带有一种特殊的甘香之气。

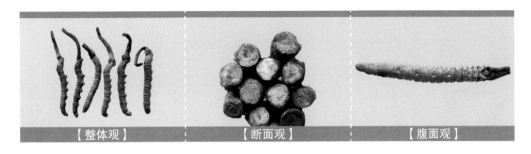

【整体观】　　　　【断面观】　　　　【腹面观】

冬虫夏草藏语称为"牙儿札更布"。早在唐代的《月王药诊》中，就有"牙儿札更布"的记载，称其能"治肺部疾病"。

相传武则天晚年的时候体弱多病，咳嗽不止，稍感风寒便病情加剧。寝宫太医为治疗她的病，什么贵重药品都试了，但疗效都不太理想。跟随武则天多年的御膳房师傅研究出一道冬虫夏草炖鸭汤，武则天觉得味道鲜美，于是一天两次，喝了一个多月后不仅气色好转，也不再咳嗽了。武则天大喜。从此，冬虫夏草全鸭汤这道既能佐餐，又能治病的名菜身价百倍，成为了御膳房的一道名菜。后来传到民间，1000多年来，盛行不衰。

古书中关于冬虫夏草的纪录还有很多，普遍认为它可以保肺益肾，止血化痰，止劳咳。明代著名的医学家、药物学家李时珍更是给予它很高的评价，称它为"人身不老药"。

冬虫夏草的药理作用十分广泛，在增强耐力以及抗氧化等药效学方面均具有明显的优势，但其机制与原理尚需做进一步的研究完善。随着其药理研究的不断深入，应用范围也在逐渐扩大。

在食用冬虫夏草时，无论是煲汤、泡茶还是生吃，冬虫夏草的营养成分都不能完全释放。打磨成粉装在胶囊里，也无法保证干净卫生。不要超过60℃的常温生服是最佳的食用方法。这是因为当温度超过60℃时，冬虫夏草中的精华成分将被破坏。不过最好在服用之前，首先要经过清洁和灭菌处理。其次，如果能够通过技术手段进行破膜和破壁，达到人体最佳吸收的颗粒直径，才能最大限度地吸收冬虫夏草的营养。

火眼金睛辨冬虫夏草

数百年来，冬虫夏草以其"阴阳同补"的独到功效、"一药广效"的营养和药用价值，被世间赋予了"东方圣草"的美誉。可是，"圣草"的价格一路飙升，让老百姓可望而不可即，因此，冬虫夏草市场上假货居多，购买冬虫夏草的时候我们应该如何挑选呢？

【冬虫夏草】

首先，我们应该清楚的是虫草不等同于冬虫夏草。世界上虫草有 507 种，其中只有一种是冬虫夏草，其余的 506 种都只能称之为虫草。所以说，虫草不能等同于冬虫夏草，在名称上不能替代，在药用价值上、临床治疗上更不能等同对待。

好的冬虫夏草形体完整，丰满肥大。冬虫夏草形体似蚕，长 3~5 厘米，粗 0.3~0.8 厘米。环纹粗糙明显，近头部环纹较细，共有 20~30 条环纹，而且外黄亮，内色白。冬虫夏草的外表呈深黄色或黄棕色。优质的冬虫夏草全身有足 8 对，近头部 3 对，中部 4 对，尾部 1 对，中部 4 对最明显。头部的子实体为深棕色，圆柱形，长 4~8 厘米，粗 0.3 厘米，表面有细小的纵向皱纹。购买冬虫夏草的时候最好到大商场选购品牌虫草，尽量少在街边摊贩、小店等地方购买，一是不能保证质量，二是保存方式不好也会破坏虫草的营养价值。

大家对冬虫夏草存在很多误区，虫草的产地众多，以为西藏、青海的冬虫夏草都是最好的，这种说法以偏概全。冬虫夏草的品质基本上遵循一个规律，海拔越高，虫草质量越好。具体以西藏那曲和青海玉树的虫草品质最好；青海果洛和西藏昌都地区次之。所以，西藏、青海的虫草品质良莠不齐，产地不同，药用价值差别也很大。

并不是越大的虫草药效越好。事实上，这完全是给价格因素蒙蔽了。往往规格越大的，价格越高。但是，药效并不是同比例增长。影响冬虫夏草药效的，更多的是虫草的产地。同为高品质产区的优质虫草，大小跟药效没多大关系。

冬虫夏草是一种药食两用之品，除了作为药物配方治病之外，还可以用作食疗。冬虫夏草具有抗癌、滋补、免疫调节、抗菌、镇静催眠等功效。传统医籍《本草从新》记载："（冬虫夏草）味甘性温，秘精益气，专补命门。"现代医学研究证实，其成分含脂肪、精蛋白、精纤维、虫草酸、冬虫草素和维生素 B_{12} 等。对呼吸困难、肺纤维化、血管硬化、各类肝病、各类肾病、心衰、易感冒等免疫力低下、年老体弱多病、产后体虚者和亚健康状态者是一种难得而有益的营养补充食品。

【小贴士】

冬虫夏草并非完全像宣传的那样老少皆宜，并不是人人都适合服用，一定要根据自身的情况加以选择。因为它具有雄性激素样作用，对少年儿童可能导致早熟，因此儿童不宜服用。风湿性关节炎患者也应减量服用，儿童、孕妇及哺乳期妇女、感冒发烧、脑出血人群不宜吃，有实火或邪胜的人也不能食用。

生命的结石——牛黄

2010年12月，发生在成都的一条新闻引起了媒体的广泛关注。一块重达1.5公斤，从牛身上取下来的类似于石头的东西竟然可以卖出45万元的高价。经过老中医的鉴定，这是一块天然牛黄。是什么让天然牛黄贵如黄金而且被人们争相购买？

贵比黄金的天然牛黄和现代技术的人工牛黄

牛黄是牛的干燥的胆结石，它还有一个与它身份相匹配的名字——丑宝。叫它丑宝并不是因为它长得丑，而是因为在十二生肖中牛属丑，故取名丑宝。从古至今，天然牛黄便与人参、鹿茸、麝香等药材被统称为"细料"，储存在"细料库"里。牛黄具有清心豁痰、清热解毒等功效，可用于治疗热病神昏、小儿惊风、癫痫、口舌生疮、咽喉肿痛和牙痛等病症。另外，牛黄还有抗惊厥、利胆、保肝、抗炎、止血、降血脂等作用。

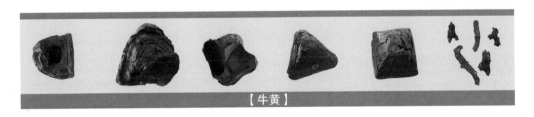

【牛黄】

因其在清热、解毒、定惊等方面有显著的治疗效果而被历代名医所重用，再加上它的难得一见，天然牛黄更是弥足珍贵。

《本草经集注》中有这样的记载："今人多就胆中得之。一子大如鸡子黄，相重叠。药中之贵，莫复过此。"书里所说的"鸡子黄"就是天然牛黄。天然牛黄是黄牛、水牛、牦牛等牛科动物得了胆结石以后获得的，按照牛黄的生长部位不同，又有不同的叫法，如生长于胆囊中的称为"胆黄"，生长于胆管中的称为"管黄"。

"千金易得，牛黄难求"，天然牛黄十分珍贵，国际上的价格要高于黄金。可是，市场对牛黄的需求并没有因为天然牛黄的稀缺而减少，天然牛黄资源已经难以满足临床用药的需要。1956年，天津制药厂人工合成牛黄成功，人工牛黄的出现解决了天然牛黄短缺这一难题。

如果说天然牛黄是自然的恩赐，那么，人工牛黄就是现代技术的产物。人工牛黄一般在牛胆汁或猪胆汁中进行提取合成，也可以根据天然牛黄的成因机理，在牛的胆囊内植入异体，让它在牛的胆囊内形成结石来获得牛黄。

天然牛黄与人工牛黄虽然都贵为牛黄，它们之间还是有区别的。

从外观上来看，天然牛黄多呈卵形、不规则的球形、三角形或方形等，表面黄色至棕色，略有光泽，质细腻。而人造牛黄多数呈粉末状，也有制成不规则球形或方形的，但是颜色为浅棕黄色或金黄色。

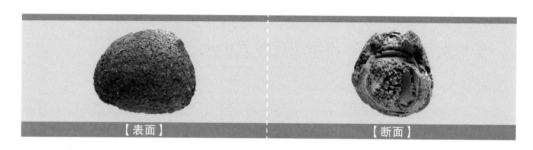

【表面】　　　　　　　【断面】

从气味上也可以辨别出是否是天然牛黄，天然牛黄气味清香，入口后有清凉感，味先微苦后微甜，嚼之不黏牙，可慢慢溶化。人工牛黄虽然气味清香，但是混有淡淡的腥味，味微甜而苦，入口后无清凉感。

牛黄有很多有效的药理作用，但是，牛黄使用过多可导致中毒。过度使用牛黄表现为胃肠活动增加、腹泻、骨骼肌活动增加、血压下降、心律失常、红细胞及血红蛋白减少，最后病人呈半昏迷或昏迷状态，严重者可导致死亡。因此，不能盲目使用牛黄治病，选择对症的含牛黄药品更为安全，当然也不可过度服用。

虽然均含牛黄，但作用却有不同之处

安宫牛黄丸、牛黄清心丸、牛黄清胃丸等等，这些药的主治功效体现了牛黄的价值所在。据统计，国内约650种含有牛黄的中成药品，使用的牛黄大多是人工牛黄。一些名贵中成药也采取"一药两方"的做法，一个方子用的是天然牛黄，一个方子用的是"人工牛黄"，包装一样，说明书也一样，但疗效不同，价格也相差甚远。

除清热解毒药物以外，牛黄还被广泛用于治疗心脑血管疾病的药物中。这类药大多是救人性命的，其中的牛黄主要采用天然牛黄，就像安宫牛黄丸。而在一些日常用药中，天然牛黄多被人工牛黄所取代，它所发挥的药用功效完全可以达到我们想要的治疗效果。

在制药厂里，有一个药品的生产车间与其他生产车间相比有个特别之处，就是它的生产线全年都在运转，而且只生产同一种药品。虽然每天都在不停地生产这种药品，但是产品绝对不会有积压的情况出现，它就是牛黄解毒片。

【牛黄解毒片】

牛黄解毒片的成分是：人工牛黄、雄黄、石膏、大黄、黄芩、桔梗、冰片、甘草八味药。人工牛黄作为牛黄解毒片的重要一员，其清热解毒的疗效显著。牛黄性凉，其气芳香，能清心祛痰，开窍醒神。在使用中常与麝香、冰片、黄连、栀子等开窍醒神、清热解毒的药物配伍，牛黄解毒片更是如此。在牛黄解毒片中除了冰片外，大黄、黄芩都是清热燥湿、泻火解毒的高手，它们在一起可谓是强强联合。

说起牛黄解毒片，就不能不说牛黄解毒丸，同为牛黄解毒系列，牛黄解毒片在牛黄解毒丸面前只能算小字辈了。自古以来，牛黄解毒丸一统天下，"中药西制"后才有了我们现在看到的牛黄解毒片。它们两唯一的区别就是形态不同，一为丸剂，一为片剂。但不管是继承传统的牛黄解毒丸，还是中药西制的牛黄解毒片，目标都是维护我们的身体健康。

除牛黄解毒丸、牛黄解毒片以外，还有其他一些牛黄清火药物。如牛黄上清丸，可清热泻火，散风止痛；牛黄清胃丸，可清胃泻火，润燥通便；还有益气养血、镇静安神、化痰息风的牛黄清心丸。琳琅满目的牛黄解毒系列药，总会给上火的你带来一些惊喜。

【小贴士】▶▶　　需要特别注意的是，准妈妈是被禁止使用牛黄解毒系列药物的。这是因为孕妇不能服用一些活血破气、滑利攻下、芳香渗透和大热大毒类中草药，这当然也包括含有牛黄成分的其他中成药。

血家百病此药通——当归

"眼看来到五月中，家人买纸糊窗棂。丈夫外出三年整，一封书信半字空。"
打四种中草药。这个谜语您一定很熟悉，"眼看来到五月中"是半夏，"家人买
纸糊窗棂"是防风，"丈夫外出三年整"是当归，而"一封书信半字空"指的则
是白芷。我们的主角就在其中，它就是"丈夫外出三年整"——当归。

"十方九归"，活血补血之上品

当归在中药历史上的使用，可谓是源远流长。古人娶妻为生儿育女，当归是治
疗女性疾病的良药，有想念丈夫之意，因此有当归之名，恰与唐诗"胡麻好种无人
种，正是归时又不归"的意思相同。

《本草纲目》记载："当归调血，为女人要药，有思夫之意，故有当归之名。"此
外，当归还有另一层意义。宋代陈承的《本草别说》中写道："使气血各有所归。恐
当归之名，必因此出也。"就是指人的血液正常情况下是在我们的经脉里运行的，
如果运行不畅，或者其他原因出现了瘀血，那么，这个时候就要用当归来活血，使
血液回到它应当回到的地方，所以叫当归。

当归是中医最常用的药物之一，在 25 种使用频率最高的中
药方里，它排进前十位。所以，古时候"十方九归"的说法是不
无道理的。

在生活中，单独用当归主要是以辅疗形式添加到粥、汤
中，一般是生用，如果想加强活血作用可以添加酒炒用。由于
心肝血虚造成面色萎黄、嘴唇没有光泽、头晕目眩、心悸、四
肢麻木的患者，可以把当归与熟地、白芍、川芎配伍，则补血
的效果更好。月经不调的话，可以将当归与柴胡、白芍、白术等

同用。年老体弱、产后以及久病血虚、肠燥便秘的患者，可以将当归与火麻仁、枳壳、生地等配伍。

在方剂中，为人所熟知的四物汤、当归补血汤等方也都有当归。目前，市场上一些妇科补气血的药物中，大部分都含有当归，像养血当归糖浆、坤宝丸、孕康口服液等等。

养血当归糖浆和孕康口服液

说起当归，我们总会和一些妇科病联系在一起。《黄帝内经》中说道："妇女之生，有余于气，不足于血，以其数脱血也。"月经、怀孕、生产、哺乳、更年期是每个女人的必经之路，而且也是大量消耗气血的时期，稍不留神就会气血亏虚。在这特殊时期，养血当归糖浆就派上用场了。养血当归糖浆包含了四君子汤和四物汤的所有精华，不仅如此，还有补气中药的"长者"——黄芪参与进来，可谓是锦上添花。

在养血当归糖浆的生产车间，我们看不到当归的模样，因为它带着川芎已早早地被装进蒸馏罐里，为后面的工序做准备了。要想获得这养血当归糖浆的精华，过程相当复杂，白芍、熟地、茯苓、甘草、党参、黄芪，还有从前面蒸馏罐中得到的当归、川芎的药渣，在提取罐中反复煎煮，直到把药性完全提炼出来。经过沉淀、浓缩、过滤后，我们获得最初的药液。现在，当归和川芎的蒸馏液就派上用场了，通过管道和药液会合，在大罐的腹中，养血当归糖浆已经成型了。

既然是养血当归糖浆的原型，待遇自然不同，在高等无菌车间的稀配罐里，加上纯化水和单糖浆，一番稀释之后，口感润滑的养血当归糖浆就"酿造"而成了。

科技的进步，让我们无需再辛苦地煎煮药材，很多繁琐的事情变得异常简单。在孕康口服液的生产车间，当归与续断、黄芪、山药等几十味中药材搭配在一起，健脾固肾、养血安胎，能有效改善肾虚和气血虚弱引起的先兆流产和习惯性流产。

药液首先要被浓缩成浸膏，送至口服液配料罐中，加入相应的辅料，再加纯化水调制成易于饮用的口服液。通过管道检验合格的药液被输送到灌装车间。

只是简单的灌装是不符合要求的，灌装好的口服液还需要来一次集体灭菌。在这个杀菌室里待上一段时间之后，它们就被送到灯检室进行包装前最后的检测。有沉淀、松盖、装量不足、瓶体表面有异物的口服液就会被淘汰出局，合格品才能进入最后的包装环节。每一步的认真也是对生命的负责。新生命代表着新的希望，产房里传出的那一声啼哭，是世界上最美的声音。

而等到孩子慢慢长大，母亲却日渐衰老。失眠健忘、心烦易怒、潮热多汗等更年期症状就会如期而至。这个时期，服用中药调理一下是必不可少的，坤宝丸集当归、白芍、女贞子、何首乌等23味名贵中药于一身，在调节妇女更年期症状方面一直表现不俗。

当归还有美容、抗衰老的作用

中医认为，当归味甘而重，故专能补血，其气轻而辛，故又能行血，补中有动，行中有补，为血中之要药。因而，它既能补血，又能活血，既可通经，又能活络。凡妇女月经不调、痛经、血虚闭经、面色萎黄、衰弱贫血、子宫出血、产后瘀血等妇科常见病，都可以用当归治疗。

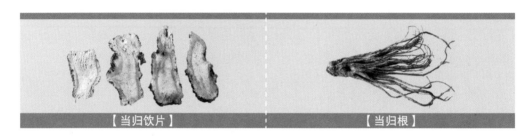

【当归饮片】　　　　　　　　　　【当归根】

当归，真称得上是女性的闺友，可补血活血，调经止痛，素有"妇科圣药"和"血家百病此药通"之说。不过，当归可不只局限于妇科，其他血虚的人以及需要活血的人都可以用当归来调养，对于血虚或血燥引起的皮肤病也有不错的效果。

当归的药用传承至今，开发更多的药用价值从未间断。近年来，医学家对唐代孙思邈著的《千金翼方》中抗老消斑、美容健肤的"妇人面药"进行了科学验证，从中筛选出使用频率最高的药物，结果表明，当归在美容方面也有很好的效果，将当归添加到美容霜、祛斑霜中可营养皮肤，防止皮肤粗糙，防治粉刺、黄褐斑、雀斑等症状。当归还能促进头发生长，用当归制成的护发素、洗发膏，能使头发柔软发亮，易于梳理。

【小贴士】▶▶　　　虽然《神农本草经》、《本草纲目》等中医典籍把当归列为无毒的上品药，但是在服用时，还是要多加注意。实验表明，当归含有雌激素活性成分，能够显著地刺激乳腺癌细胞的增殖，所以，乳腺癌患者要远离"当归"。

补气圣品——黄芪

常喝黄芪汤，防病保健康

一道神秘的蓝色火焰，打开了埋藏 2000 多年的马王堆汉墓。在出土的帛书中，我们发现了迄今为止最早的方书——《五十二病方》。经考证，《五十二病方》比《黄帝内经》可能还要早，方剂中记载了 52 种疾病，共载方 280 多个，涉及能用来做药物的植物草药总计 240 多个品种。在记载的众多中草药中，使用较多的就是我们今天熟悉的补气圣品——黄芪。

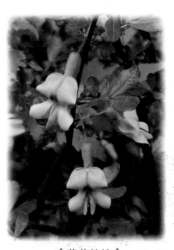

【黄芪植株】

说到黄芪名字的由来，《本草纲目》中是这样记载的："芪，长也，黄芪色黄，为补者之长。"黄芪是什么时候开始应用的，现在我们已经无从考证，但是，与黄芪有关的故事却举不胜举。

著名学者、新文化运动代表人物之一的胡适先生，与黄芪就有一段不解之缘。1920 年的秋天，他生病后吃了不少西药，总不能完全康复。后来幸得名医陆仲安先生诊看，遂以黄芪为主药医好了他的病。中医认为，黄芪有很好的补气作用，全身之气皆能补。这个气在中医学中可是有深刻含义的，指的是构成人体及维持生命活动的最基本能量。所以在中医中，补气益气是身体保持健康的根本。

从那以后，胡适先生便对黄芪有了比较透彻的了解。中年以后，他渐感疲惫不堪，力不从心，便常用黄芪泡水，代茶饮用。特别是在讲课之前，总要先喝几口黄芪水，以致精力倍增，讲起话来声如洪钟，滔滔不绝。他于是还将这个"诀窍"告诉了周围的人，也使他们受益匪浅。

胡适先生曾期望以科学实验的方法来探索黄芪等中药的奥秘，这个愿望在今天已经变成了现实，越来越多的药理研究证实，古代医学有关黄芪的药效认识是十分正确的。

现代研究表明，黄芪中含有皂甙、蔗糖、多糖、多种氨基酸、叶酸及硒、锌、铜等多种微量元素，有增强机体免疫功能、保肝、利尿、抗衰老、抗应激、降血压和较广泛的抗菌作用。有些地方至今还流传着这样的俗语："常喝黄芪汤，防病保健康。"

黄芪经典配伍，作用各有侧重

黄芪的药用历史迄今已有2000多年，单独使用就有很好的滋补效果。那么，黄芪与其他药物配伍，效果又如何呢？答案是肯定的。现在市场上很多滋补类药品的主要成分中都有黄芪的身影，如黄芪生脉饮等，还有益寿强身膏、调经促孕丸等等。

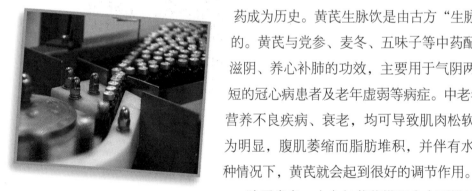

在黄芪生脉饮的生产车间，现代化的设备使得手工煎煮中药成为历史。黄芪生脉饮是由古方"生脉散"变化而来的。黄芪与党参、麦冬、五味子等中药配伍，具有益气滋阴、养心补肺的功效，主要用于气阴两虚、心悸、气短的冠心病患者及老年虚弱等病症。中老年人缺乏运动、营养不良疾病、衰老，均可导致肌肉松软，其中腹部尤为明显，腹肌萎缩而脂肪堆积，并伴有水肿等症状。这种情况下，黄芪就会起到很好的调节作用。

除了党参，人参与黄芪搭配也有不错的效果。大家熟悉的偏瘫复原丸就是在黄芪与人参作为中药成分的基础上还加入了当归、川芎、赤芍、熟地黄、丹参、三七等33味中药。偏袒复原丸主要用于治疗心脑血管疾病，它可迅速直达脑血管、失常肢体及面部神经系统，疏通梗死的血管，促进脑血肿和脑水肿的吸收，建立有效的侧支循环，改善血管弹性及动脉硬化，改善血液黏稠度及微循环，利于脑部新陈代谢。

大家可能会有疑惑，人参和黄芪一样也是补气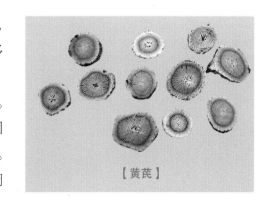的中药，为什么这两者要结合呢？这样不就重复了吗？其实，人参和黄芪并不相同，单纯补气人参要比黄芪作用更明显，而黄芪的补气之力虽不及人参，但人参没有黄芪可以升阳、固表、内托、利水的功效。人参偏重于大补元气，对于虚脱、休克等急症，有很好的效果。而黄芪则以补虚为主，常用于长时间身体衰弱、说话声音低弱、脉搏跳动微弱的患者。这样强强联合，效果可想而知。

中医总是讲补气养血，气指的是构成人体及维持生命活动的最基本能量，那么，血又有什么特殊的含义呢？血对人体最重要的作用就是滋养，它携带的营养成分和氧气是人体各组织器官进行生命活动的物质基础。所以，气和血都要好好地保护和补充。说到这里，就不得不提提黄芪的另一个好伙伴——当归。

养血当归糖浆就是黄芪与当归合作的产物，当然，其中除了黄芪和当归，还有很多好朋友参与进来，有白芍、熟地黄、党参、茯苓、川芎、炙甘草等。这可是集合了大名鼎鼎的四君子汤和四物汤的所有精华。

养血当归糖浆比较适合于女性，也有男女都适用的，那就是益寿强身膏。这里面不仅有黄芪、当归，还加入了两大补气高手，人参和党参，还有山药、何首乌、阿胶、红花等中药材的帮忙，在补气养血、滋补肝肾、养心安神、强筋健骨、健脾开胃上有很好的效果。

黄芪好处多，服用有讲究

说了这么多黄芪的好处，但是万物皆两面，黄芪也不是人人都能服用的，有些情况还是要多加注意。

从身体状况来说，感冒、经期都不要吃黄芪。为什么感冒不能服用黄芪呢？这是因为黄芪是固表的，它帮助身体关闭防御大门，不让外邪入侵。可是，当身体已经感受外邪的时候，就会变成闭门留寇了，把病邪关在体内，无从宣泄。

另外，在服用黄芪的季节上也是很有讲究的，有句俗话说："冬令进补，春天打虎。"在冬天进补黄芪，是大有益处的。当然，最好是在医生的指导下服用。而到了春天，就应该停止服用黄芪了，这还是跟固表有关，春天是生发的季节，人体需要宣发，吃黄芪就不太合适了。

还有，肾病患者也应禁用黄芪，肾病多属阴虚，湿热、热毒炽盛，而黄芪性味甘、微温，阴虚患者服用会助热，易伤阴动血；而湿热、热毒炽盛的患者服用容易滞邪，使病情加重。如果必须服用黄芪，一定要配伍运用。

【小贴士】►►

黄芪茶：黄芪 30～60 克，开水冲泡代茶饮。长期服用，可治疗过敏性鼻炎。

黄芪红枣汤：生黄芪、红枣各 30 克共煮。每日 1 剂，食枣喝汤，用于气血不足，病后体虚，体弱多病。

黄芪煮鸡：生黄芪 30 克，鸡 1 只，重 1000～1500 克，加酒共煮。用于体虚、产后或病后体弱等。每日 1 剂，食鸡喝汤。

黄芪川芎粥：川芎 6 克，黄芪 15 克，糯米 50～100 克。川芎、黄芪水煎取汁，与糯米煮成粥，早、晚温热服食。本品可补气安胎，适用于胎动不安。

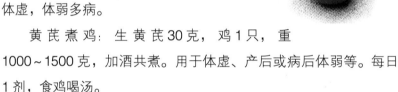

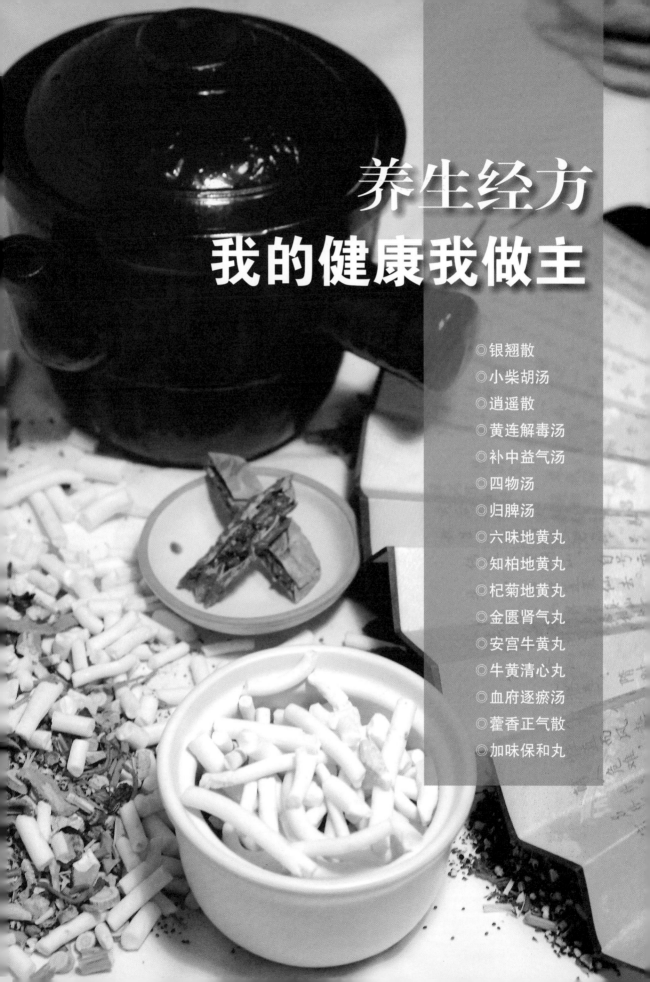

养生经方
我的健康我做主

- ◎ 银翘散
- ◎ 小柴胡汤
- ◎ 逍遥散
- ◎ 黄连解毒汤
- ◎ 补中益气汤
- ◎ 四物汤
- ◎ 归脾汤
- ◎ 六味地黄丸
- ◎ 知柏地黄丸
- ◎ 杞菊地黄丸
- ◎ 金匮肾气丸
- ◎ 安宫牛黄丸
- ◎ 牛黄清心丸
- ◎ 血府逐瘀汤
- ◎ 藿香正气散
- ◎ 加味保和丸

防治感冒的经典方——银翘散

> 初春的天气就像孩子的脸说变就变，忽冷忽热，加上空气干燥，伤寒感冒也猖獗起来。如果有发热、微恶寒、咽痛、口渴的症状，我们就要及时进行治疗，将感冒病毒扼杀在摇篮里，这时，银翘散也许会帮上我们的忙。

清热解毒的著名古方

银翘散由连翘、银花、桔梗、薄荷、竹叶、生甘草、荆芥穗、淡豆豉、牛蒡子、芦根组成，普通的几味药服用起来却相当讲究，书中是这样记载的："上杵为散，每服六钱（18克），鲜苇根汤煎，香气大出，即取服，勿过煮。肺药取轻清，过煮则味厚而入中焦也。病重者约二时一服，日三服，夜一服；轻者三时一服，日二服，夜一服；病不解者，作再服。"也就是说，以上六味药捣成散状，用鲜苇根熬汤服用。为方便服用，我们把它改为汤剂，用水煎服。在熬药时加入适量的芦根，用量按原方比例酌情增减。

银翘散是最著名的古方之一，出自清代吴瑭编撰的《温病条辨》。银翘散又叫做银翘解毒散，辛凉解表，清热解毒，书中称银翘散为"辛凉平剂"，是辛凉解表的代表方剂。

辛凉解表剂的适应证为外感风热或温病初起而邪在肺卫的表热证。临床表现为发热、微恶风寒、有汗、头痛、咽痛、口渴、咳嗽、舌苔薄白或微黄。常以辛凉解表药物（如薄荷、牛蒡子、桑叶、菊花等）为主组成方剂。由于温邪袭人，具有发病急、传变快、易搏结气血、蕴而成毒、多有秽浊之气等特点，加上温邪上受，首先犯肺，每致肺气失宣，所以这一类的方剂多配伍清热解毒的银花、连翘及宣降肺气

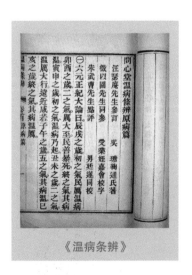

《温病条辨》

的桔梗、杏仁等。

银翘散是治疗温病初起的常用代表方剂。功能：辛凉解表，清热解毒。之所以有如此功效，主要在于药方中的各味药相互协调，相辅相成。方中银花、连翘共为君药，银花甘寒芳香，清热解毒，辟秽祛浊；连翘苦寒，清热解毒，轻宣透表；薄荷辛凉，发汗解肌，除风热而清头目；荆芥、豆豉虽属辛温之品，但温而不燥，与薄荷相配，辛散表邪，共为臣药；牛蒡子、桔梗、甘草宣肺祛痰，解毒利咽；竹叶、芦根甘寒轻清，透热生津，均为佐药；甘草既可调和药性，又合桔梗利咽止咳，作为使药。这几味药合而用之，就成了疏散风热、清热解毒的良药。

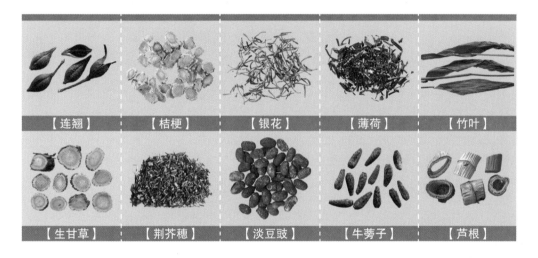

【连翘】　【桔梗】　【银花】　【薄荷】　【竹叶】
【生甘草】　【荆芥穗】　【淡豆豉】　【牛蒡子】　【芦根】

银翘散这个方子简单却又极有特点，辛凉之中配伍少量辛热药，既有利于透邪，又不悖辛凉之旨。而且疏风散邪药与清热解毒药相配，具有外散风热、内清热毒的功效，这也就刚好构成了疏清兼顾、以疏为主的方剂。更重要的是，本方所用的药物都是药性清轻之品，加上它在服用时强调"香气大出，即取服，勿过煮"，这也体现了吴瑭所主张的"治上焦如羽，非轻莫举"的药用原理。

在现代，银翘散依然广泛应用

因为每个人的体制不同，温病初期的症状也就不一样，在使用银翘散的过程中并不是一成不变的，我们可以根据自身的情况对药物进行加减，还需要进一步辨别病位之侧重、邪热伤津的程度。

口渴特别严重的患者，由于高热、汗出过多，津液损伤比较厉害，可以加天花粉生津止渴；咽喉肿痛的患者，因为热毒较为严重，可以加马勃、玄参清热解毒，利咽消肿；咳嗽的患者，是因为肺气不利，可以加杏仁苦降肃肺，以加强止咳之功；

如果胸膈闷，是因为夹湿邪秽浊之气，可以加藿香、郁金，收到化湿祛浊的功效。

现代临床运用中，银翘散广泛用于急性发热性疾病的初起阶段，如感冒、流行性感冒、急性扁桃体炎、上呼吸道感染、肺炎、麻疹、流行性脑膜炎、乙型脑炎、腮腺炎等辨证属温病初起、邪郁肺卫的患者。在皮肤病方面，如风疹、荨麻疹、疮疡疖肿等方面也经常被用到。

中医药治疗传染病的经验可以上溯到千年，在季节性流感、SARS 等传染病治疗中都发挥了重要作用。在治疗甲型 H1N1 流感中，中医药制方筛选团队的专家们针对疫病的流行规律及甲型 H1N1 流感病例的症状特点进行了潜心研究。世界上首个专门针对甲型 H1N1 流感治疗的有效方剂"金花清感方"就是以银翘散为基础方研制出来的，可见，银翘散对于我们的健康生活来说是个大功臣。

【小贴士】▶▶

在服用银翘散时要注意，凡外感风寒及湿热病初起的患者不能服用，而且药方中的药物多为芳香轻宣之品，不宜久煎。服用过程中要忌烟、酒及辛辣、生冷、油腻食物。服药期间也不能同时服用滋补性中成药。高血压、心脏病、肝病、糖尿病、肾病等慢性病严重者应在医师的指导下服用。

维 C 银翘片和银翘片应区别对待。银翘片的药物组成来自清代医学名著《温病条辨》中的银翘散，常用于治疗风热感冒。而维 C 银翘片是在银翘散的基础上加入扑尔敏、扑热息痛和维生素 C 的中西结合制剂。扑尔敏可抗鼻黏膜过敏，扑热息痛可解热镇痛，维生素 C 则能增强身体抵抗力，所以，维 C 银翘片比银翘片在治疗作用上更加综合。

需要注意的是，维 C 银翘片由于添加了扑热息痛、扑尔敏等西药，因此服用时间最好别超过 5 天。成人 24 小时内服用剂量不应超过 2 克。此外，维 C 银翘片还含有扑尔敏，因此，开车前、高空作业者最好不要服用，服用时不要饮酒，否则扑尔敏对中枢神经有抑制作用，服用后可能出现头晕、嗜睡等症状，可能使服用者处于危险之中。

解表清里的妙方——小柴胡汤

> "小柴胡汤和解功，半夏人参甘草从，更加黄芩生姜枣，少阳为病此方宗"，这是一首药方歌谣。药方的主角是柴胡，再配以人参、生姜、黄芩、法半夏、甘草、大枣，便组成了和解少阳、解表清里的代表方剂小柴胡汤。

和解少阳，治疗风寒

小柴胡汤最早出现在张仲景的《伤寒论》中，是治疗伤寒少阳病的基础方剂。此方构成简洁，用药也平淡无奇，颇有貌不惊人之嫌。然而，在《伤寒论》众多药方中，唯有小柴胡汤是最为出奇制胜的药方。其组方之善，效验之宏，应用之广，是其他药方不能相比的。

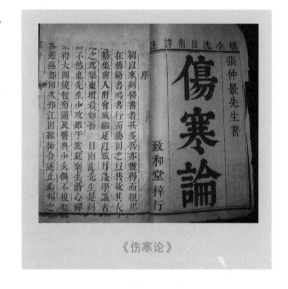

《伤寒论》

少阳病是外感病邪在半表半里所致的证候。临床症状表现为口苦，目眩，寒热往来，胸胁苦满，心烦多呕，没有食欲。

如果有以上症状，一般服药以后不经汗出而病解，也有服药后经出汗而痊愈的。正如《伤寒杂病论》中记载的："上焦得通，津液得下，胃气因和，身濈然汗出而解。"现代临床应用中，小柴胡汤依旧发挥着重要作用，它应用广泛，治疗感冒、炎症等各种顽疾，此外，小柴胡汤亦可治疗风温、瘟疫、湿温等初起证候。

古人云："若无虚，风寒小能独伤人。"感受外邪之人，必因卫气不足，肌表失于固密而致病。所以，体虚、抵抗力差的人，包括老年人在内，更容易感冒，而小柴胡汤却为虚人及老人感受风寒最为有效的药方。

根据病情对方剂进行加减

外感病邪之后，每个人的临床表现会有所区别，我们在选用小柴胡汤进行治疗时，可以根据自身的情况加减药物，配成新的药方进行治疗。若症状表现为心烦却不呕吐，便可除去半夏和人参，加入瓜蒌，以收到清热理气宽胸的效果。如果咳嗽就去掉人参、大枣、生姜，加入五味子、干姜，温润止咳。若是腹痛则肝气乘脾，去掉黄芩，加芍药，收到柔肝缓急止痛的效果。而在小柴胡汤的基础上去半夏、人参、生姜、大枣，加桂枝、干姜、天花粉、牡蛎，就变成了另外一个方剂柴胡桂枝干姜汤，用来治疗伤寒少阳证，表现为往来寒热，寒重热轻，胸胁满闷，小便不利，渴而不呕，但头汗出，心烦等。

每味药的一增一减都会改变整个方剂的药性，在配制小柴胡汤时也应注意，本方主要作用在于柴胡，必须重用。《时方妙用》中说："方中柴胡一味，少用四钱，多用八钱。"其剂量以大于人参、甘草一倍以上为宜。应用时还要抓住小柴胡汤证的主要症状、主脉，在辨明主证、主脉的基础上灵活加减。

小柴胡汤虽然组方简易，却结构严谨。药方中的药物可分三组：柴胡与黄芩是该方的核心，柴胡、黄芩清解少阳经腑的邪热，又能疏利肝胆气机，为和解少阳、表里的主药；半夏、生姜和胃降逆止呕，并通过其辛散作用，兼助柴胡透达经中之邪；而人参、甘草、大枣益气调中，既能鼓舞胃气以助少阳枢转之力，又能补脾胃以杜绝少阳之邪内传之路。诸药共伍，少阳经腑同治，又旁顾脾胃，使气郁得达，火郁得发，枢机自利。

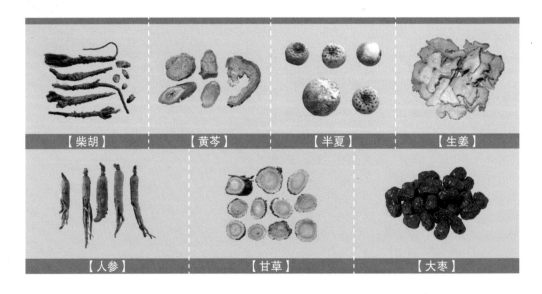

【柴胡】　【黄芩】　【半夏】　【生姜】

【人参】　【甘草】　【大枣】

疏散退热的常见药材——柴胡

柴胡是中药中应用最广泛、药方中出现频率最高的草药之一，作为小柴胡汤的主角，柴胡的生长环境并不娇贵，生于向阳旱荒山坡、路边、林旁灌木丛或草丛中。柴胡味苦，性微寒，归肝、胆经，有疏散退热、升阳疏肝的功效。用于感冒发热、寒热往来、疟疾、肝郁气滞、胸肋胀痛、月经不调等症状。

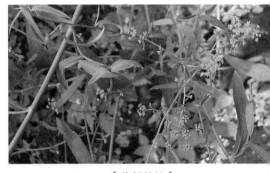

【柴胡植株】

我们日常所说的柴胡为伞形科植物柴胡或狭叶柴胡的干燥根。根据形状的不同，柴胡有南北之分，北柴胡呈圆柱形或长圆锥形，质硬而韧，不易折断，断面显纤维性，气微香，味微苦。南柴胡的根较细，圆锥形，表面红棕色或黑棕色，靠近根头处多具细密环纹，质稍软，易折断，断面略平坦，不显纤维性。两者除外观有差别以外，药效方面并没有多大的区别。

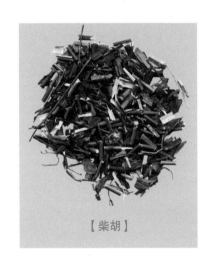

【柴胡】

目前我们将柴胡制成多种剂型，如柴胡冲剂、柴胡注射液等，用于治疗外感发热，这也是利用了柴胡疏散退热的作用。

现在，小柴胡汤被做成丸药，同样具有解表散热、疏肝和胃的功效，服用起来也就更加方便了。

【小贴士】▶▶ 中药的使用必须考虑个人体质，服用前向中医师咨询，即可避免副作用的发生。不管是我们自己买中药熬制小柴胡汤也好，还是服用丸药，都要忌烟、酒及辛辣、生冷、油腻的食物。服药期间也不能同时服用滋补性中药。儿童、孕妇、哺乳期妇女、年老体弱者都应在医师的指导下服用。

疏肝解郁的中医名方——逍遥散

> 逍遥散是中医中非常有名的一个方剂，从名字上分析，就是吃了此药，肝气会顺畅通达，人的心情也会变好，好似神仙般快活逍遥。

疏肝解郁的中医名方

关于逍遥散名字的由来，还有一个有趣的传说。据说，古代有一个将军驻守边疆，他和手下的士兵一起努力，把边疆小村打理得很好，夜不闭户，路不拾遗，老百姓生活得很幸福，于是大家把自己村的名字改为"逍遥村"。可是，由于常年驻守边关，将军思念家人，久而久之，得了一种怪病，心思郁结，吃也吃不下，睡也睡不着，整日无精打采。随军的郎中束手无策，村民都很担心将军的身体。这时，有一个老奶奶，她从山上采集了草药，又拿出了家里几味保存多年的祖传秘药，给将军煮了汤药。神奇的是，将军喝了几次汤药，身体竟然逐渐好转，将军好转后就回到驻扎的营地。后来，士兵中也有人得了这奇怪的病症，随军郎中就向老奶奶请教，得到的方子就是现在所说的逍遥散。

逍遥散是一个历史悠久的方剂，它最初是来源于四逆散和当归芍药散。早在东汉时期，医圣张仲景的《伤寒论》里就有记载四逆散，四逆散最早体现了疏肝解郁、调理气机的治疗理念。而张仲景在《金匮要略》中收载了当归芍药散，当归芍药散有疏肝养血、健脾祛湿的功效。张仲景的这两个方剂都有疏肝解郁的功效，是后代逍遥散的原始方剂。

宋代的《太平惠民和剂局方》中首次记载了逍遥散。宋代的逍遥散是由柴胡、当归、白芍、白术、茯苓、甘草、薄荷、生姜八味组成，主要治疗肝郁血虚所致的各种病症。到

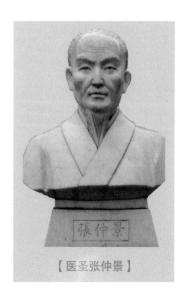

【医圣张仲景】

了明清时候，就出现了一些以逍遥散为基础方的各种方剂，如柴胡参术汤、八珍汤、加减逍遥散等。而在现代，许多由逍遥散演化出的方剂也广泛应用于临床各科，大多是以柴胡、当归、白芍、甘草等药材为主，都具有疏畅肝气的作用。

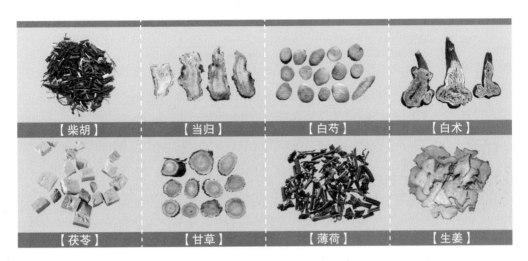

| 【柴胡】 | 【当归】 | 【白芍】 | 【白术】 |
| 【茯苓】 | 【甘草】 | 【薄荷】 | 【生姜】 |

现在通用的逍遥散方剂是由当归、茯苓、芍药、白术、柴胡和炙甘草组成的，具有疏肝解郁、养血健脾的功效。方剂中的柴胡能疏肝解郁，作用巨大，是本方中的君药。当归和白芍具有补肝的作用，增强柴胡的作用，是本方中的臣药。君药和臣药相互配合，既可以疏通肝气，又能补肝养肝，使肝脏能够达到气血调和。

逍遥散方剂的药理作用和现代应用

根据五行学说，"木曰曲直"，凡是具有生长、升发、条达疏畅等作用或性质的事物，均归属于木；"火曰炎上"，凡具有温热、升腾作用的事物，均归属于火；"土爱稼穑"，凡具有生化、承载、受纳作用的事物，均归属于土；"金曰从革"，凡具有清洁、肃降、收敛等作用的事物则归属于金；"水曰润下"，凡具有寒凉、滋润、向下运动的事物则归属于水。中医学中，常应用五行学说以解释人体的生理功能，说明机体的病理变化，用于疾病的诊断和治疗。

《黄帝内经》中记载，人身体的五脏与五行有着紧密的联系：肝属木、心属火、脾属土、肺属金、肾属水。

而在逍遥散中，白术、茯苓、炙甘草都有健脾益气的效果。脾在中医中是属土的，土有承载、收纳的作用，所以土气充足的话，肝气就不会过旺。另外，脾气有统摄、控制血液在脉中正常运行而不溢出脉外的功能，也会滋养肝脏。再加入薄荷和生姜以散郁热，共同成为本方中的佐药。炙甘草调和诸药，是本方中的使药。

这些药共同作用，既疏导肝气，又养血运化，对肝郁血虚脾弱证所引起的两胁胀痛，头痛目眩，口燥咽干，神疲食少，或月经不调，乳房胀痛的症状都有很好的疗效。特别是对于女性来说，肝气郁滞、血少体虚对女性的影响更为严重，特别是表现在月经不调上，所以逍遥散是妇科调经的常用方剂。

逍遥散中的几味药材在平时也是美容养颜的佳品，比如当归是妇科要药，也是血中圣药，补充人体血气，可使面部红润有光泽，当归中还含有维生素 A、B 等，具有抗衰老的作用。用当归做的药膳种类也很多，大多对女性有很好的保养作用，所以如果有机会可以在家试试。茯苓是卫生部公布的药食同源目录中收录的药材，平时作为食品对人有很好的保健作用，现代医学认为茯苓能增强机体的免疫功能，还是抗癌保肝的良药。茯苓还对皮肤表面真菌感染引起的癣类疾病有疗效。在日常家中，茯苓可以做很多美容粥品，因为茯苓有利湿功效，不仅对肌肤有"润肌肤，悦颜色"的功效，还可以除湿减肥，消除水肿，有机会就试试吧！

【小贴士】▶▶

虽然逍遥散有很多应用，但是应该看到，逍遥散的药性是温性的，温性药材对于阴气是一种伤害抑制的作用，所以如果是肝阳上亢、阴虚火旺引起的病症，比如面红目赤、头晕、耳鸣、口苦、尿黄等，都不适宜服用逍遥散。如果是情绪不好引起的上述症状，就不适宜服用逍遥散了，因为中医通常认为情绪所导致的疾病，都属于气郁的范围，而气郁是伤阴的，所以不宜用温性的药物。

事实上，逍遥散并不是单为女性而设的，也从未归属于妇科专用药。应该说，女性月经失调仅仅是逍遥散可以治疗的一个病症而已，只要辨证明确，证型相同，无论男女均可用之，只是在使用的时候要根据患者尤其是女性或儿童的生理特点进行适当的调整。

以毒攻毒的"灭火专家"——黄连解毒汤

　　心烦口渴、身体发热、鼻出血、小便黄赤等，都是上火的表现。有一种古老的方剂——黄连解毒汤能帮到您，它可是清热解毒方中的经典方剂，几千年来它同病魔作战，战果累累。

　　黄连解毒汤最早出现在东晋时期葛洪的《肘后备急方》中，书中详细记载了药效，但未列出方名，而是在唐代王焘的《外台秘要》引崔氏方中才被冠名为黄连解毒汤。虽不是载于仲景原书，但配伍严谨，也称得上"地地道道"的古方。金元四大家之一的刘完素、温病大家王孟英、杨栗山、蒋问斋等，都曾多次使用本方让病人药到病除。

　　在武侠小说中经常听到这样一个词"以毒攻毒"，这可不是空穴来风。古时候的医家就认为所谓的药即是毒，《黄帝内经》够权威吧，里面有这样一句话："必齐毒药攻其中，镵石针艾治其外。"意思是用毒药来治疗肠胃里头的病，证明药就是毒。既然是毒，怎样炮制、怎样配伍非

【黄连植株】

常重要，合理的配伍可以使我们不需要的毒性降低，甚至没有毒性，只剩下药性。

　　不过，黄连解毒汤中的"毒"指的不是毒药，而是热毒、湿毒，也就是我们通常所说的"上火"。黄连、黄芩、黄柏"三黄"联手，再加上栀子，就是黄连解毒汤。"三黄"各司其职，黄芩负责泻上焦火，上焦就是我们身体从横膈之上的胸腔部分。黄连治理中焦火，中焦就是横膈之下到肚脐的地方。剩下肚脐以下的腹部也就是下焦，是由黄柏负责。栀子的工作就是从上焦走到下焦，通泻三焦之火。完美

的配合，黄连解毒汤可堪称是"灭火专家"。

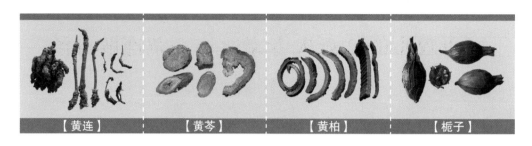

| 【黄连】 | 【黄芩】 | 【黄柏】 | 【栀子】 |

在古代，黄连解毒汤主要用于治疗急性传染性疾病及感染性疾病。据现代药理研究表明，黄连解毒汤对多种细菌均有抑制作用，其中对金黄色葡萄球菌、痢疾杆菌等的抗菌作用尤为显著。实验研究还证明，黄连解毒汤可显著抑制动物体内过氧化脂质的生成；对低氧性脑障碍有显著的保护作用；对东莨菪碱所致的记忆障碍亦有明显的改善作用，作为抗衰老药应用有进一步深入研究的价值。此外，败血症、脓毒血症、痢疾、肺炎、泌尿系感染、流脑、乙脑等病，属于热毒的患者，都可以服用。

【小贴士】▶▶

黄连解毒汤泻火解毒之力颇强，临证运用以大热烦扰、口燥咽干、舌红苔黄、脉数有力为证治要点。

便秘者，加大黄以泻下焦实热；吐血、衄血、发斑者，酌加玄参、生地、丹皮以清热凉血；瘀热发黄者，加茵陈、大黄，以清热祛湿退黄。

一定要谨记，黄连解毒汤为大苦大寒之剂，久服或过量易伤脾胃，非火盛者不宜使用。因为性味苦寒的药物常常伤阴、化燥、助热，如果患者正气已虚，津液过伤，就不能使用该方。否则，不但不利于清热泻火，反而会出现"寒之不寒"的假象，达不到治疗目的。这时，可适当配伍滋阴清热的药物，但也需防用之过早或过多，产生不良后果。

总之，性味苦寒的药物会伤阳败胃，不宜过量久服。

补益胃气的良药——补中益气汤

补中益气汤是人们耳熟能详的中药方剂之一，"中"在中医里指中焦，脾胃的意思。而补中益气汤就是用来补益胃气的良药，如此听来这个汤像是一个寻常的补补药方剂。不要轻言下结论，如果能读懂身体的秘密，它可是能发挥"救死扶伤"的功效呢。

脾胃是健康最主要的组成部分

看过金庸的《神雕侠侣》、《射雕英雄传》的人都知道那个战火纷飞的年代，铁木真率领蒙古军队大举进攻大金国，金军战斗力薄弱，蒙古军包围大金国首都汴梁，汴梁城内饿死人无数。但当蒙古撤军，汴梁开城，食物供给充足的时候，却引来了数百万众的神秘死亡。"瘟疫"这个词笼罩了整个汴梁城。当时的税务官李东垣，也就是现在中国医学史上金元四大家中的"补土派"，中医"脾胃学说"的创始人却有了重大发现：数万人死亡的"元凶"是人们饥饱失常，造成的胃气损伤。于是创制了补中益气汤，以补益胃气，消除因胃气损伤而导致的种种疾患的根源，拯救了天下苍生。

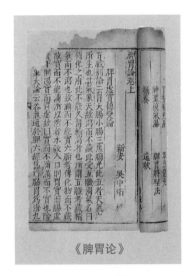

《脾胃论》

补中益气汤出自李东垣的《脾胃论》，李东垣十分强调脾胃在人身的重要作用。翻阅《黄帝内经》，你会发现里面也清楚记载了"有胃气则生，无胃气则死"的理论，也就是说，胃气决定人的生死。所谓"胃

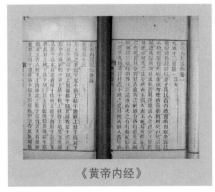

《黄帝内经》

气"，在中医里泛指胃肠为主的消化功能。

现代社会生活工作节奏快，精神压力大，饮食无规律，上班族们早晨爬起来就开始挤公交、地铁，却忽视了早饭的存在。到了办公室忙工作的同时，满脑子都在想着：中午什么时候开饭！到中午开饭的时候，就会一口气吃下令人瞠目的饭量。这是一个经常发生的片断，仔细分析其中的经过，您就会发现这跟围城之中的大金国军民有着同样的状态，饿着肚子，在饥饿的情况下干活，搬石头、修城墙。然后，解围后狂吃。

如果一个人早晨长期不吃饭，然后再干一上午活，这个时候对身体的损害是非常大的，最终导致身体的整个健康水平降低。看看这些症状：浑身无力、总是提不起精神、一干活就累、爱感冒、抵抗力低、容易闹肚子等等，是不是很熟悉。那么，再来看看补中益气汤的主治范围：脾胃气虚、少气懒言、四肢无力、困倦少食、不耐劳累、动则气短等。不用说，您已经发现了吧，两者相差无几。中医认为，胃气是人赖以生存的根气，胃气强壮，则气血冲旺，五脏和调，精力充沛，病邪难侵。所以，我们一定要注意调养胃气。

补益气血的根本是调养脾胃

补中益气汤从诞生至今，在中医临床上创造了一个又一个神话，古时就有医家称之为"医王汤"，很受古代医家的追捧。在《续名医类案》中有详细记载，众多医家屡用补中益气汤来治疗危急重症，而且疗效神奇。随着现代药理学研究以及临床研究的不断深入，本方在治疗虚热感冒、胃下垂、子宫下垂、脱肛及气虚发热方面，疗效已经得到肯定。此外，还用于治疗重症肌无力、乳糜尿、慢性肝炎、白细胞减少症、低血压、结核病、糖尿病、消瘦；体弱所致的眩晕、头痛、耳鸣、耳聋、视力模糊以及慢性气管炎；妇科的妊娠胎动不安、产后小便不利、月经过多、带下等；眼科之眼睑下垂、麻痹性斜视等属脾胃气虚或中气下陷者以及不明原因的发热等病症。

在出色的疗效背后，必蕴含着深奥的医理。补中益气汤由黄芪、炙甘草、人参、当归、陈皮、升麻、柴胡、白术八味中药组成。李东垣在方中重用黄芪并辅以人参、白术，以补脾肺之气，因为肺为气之本，肺气足则不令自汗损元气，而在五行中脾属土、肺属金，土为金之母，也就是脾为肺之母，脾气不虚，则肺气有源。并配伍当归养血和阴，以助人参、黄芪补气养血；配陈皮理气和胃，以使本方补而不滞；更用升麻、柴胡升举清阳之气，并引黄芪、甘草等甘温之性上升，调畅气机。

把它们的"力量"合并在一起，就会使气虚者得补，气陷者得升，气虚发热者，得此甘温益气而除热，如此就能使元气内充，清阳得升，而脾胃既强，"土生万物"，各脏腑得以滋养，则诸症自愈。

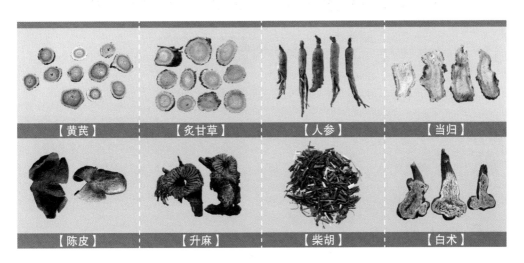

| 【黄芪】 | 【炙甘草】 | 【人参】 | 【当归】 |
| 【陈皮】 | 【升麻】 | 【柴胡】 | 【白术】 |

有些时候，我们可以在本方的基础上，根据病情进行加减，但这只有专业人士才能掌控，所以应先让中医师判断病情，再开药服用。如果下陷甚者，加重人参用量，再加入山萸肉；若少腹下坠或有痉挛表现者，重用升麻；若腹中痛者，加入白芍、延胡素；若风湿相搏，全身疼痛，则加入防风、羌活、藁本、苍术。

如今，在一般的药店，我们都能买到补中益气汤的成药，即补中益气丸。

【小贴士】▶▶

对于饮食、作息不规律的朋友，可以适当服用补中益气汤，调理您的脾胃，起到治本的作用。您要是阴虚发热或内热炽盛，那补中益气汤可不是您的选择。

另外，选用该方时，还需要注意它的适应证，如果出现烦躁、口渴、手足心热等阴虚发热之证，则不能用该方；命门火衰、虚寒或湿热泻痢者也不宜使用。

女性美容养颜的经典方——四物汤

爱美，是女性的终身事业，化妆是大部分女性改变容貌用得最多也是最直接的方法，其实内调才是最重要的，说到内调，四物汤就是内调的良方之一。

补血调血，活血调经

四物汤是中医补血、养血的经典药方，方由当归、川芎、芍药、熟地黄四味药组成，其中又以当归、熟地为主药。四物汤被广大中医师称作女性补血的良方。其原因就在于女性特殊的生理特点使得补血成为女性养生的一个必要，而四物汤正是满足了这一需求，对女性脸色苍白、头晕目眩、月经不调、量少或闭经等症状具有很好的功效。

四物汤的功效主要是补血调血，而这其中主要的是调理肝血。肝脏和血液的关系十分密切，肝脏除了解毒的功能外，还具有贮藏血液和调节血量的功能，就像一个人体"血库"一样，因此，四物汤可以帮助我们枯竭的血库补充新鲜的血液。

四物汤的历史可追溯到唐朝，首见于唐代王焘撰的《外治秘要》，之后见于晚唐《仙授理伤续断秘方》一书，书中指出治外伤瘀血，凡是重伤、肠内有瘀血者都可用该方。从本方的药物组成来看，它是由东汉医圣张仲景的《金匮要略》一书中，芎归胶艾汤去阿胶、艾叶和甘草发展而来。后被收于宋代的官方药典《太平惠民和剂局方》，书中记载用于治疗妇人诸疾。之后，四物汤开始被广泛地用于妇科相关病证的治疗。

方中熟地黄滋养阴血，补肾填精，是补血的要药，在方中为君药；当归不仅为补血良药，还具有活血的作用，是妇科调经的要药，在方中作为臣药；佐以白芍养血益阴，舒缓止痛；川芎活血行气。四药配伍，补血而不阻滞血液，行血而不损伤血液，温和不燥，滋润不腻，血虚可用此方以补血，血瘀者可用以活血，是既能补血养血，又能活血调经的常用方剂。

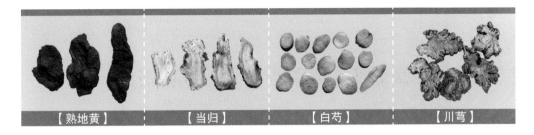

【熟地黄】　　　【当归】　　　【白芍】　　　【川芎】

不少女性因月经来潮而无法正常生活和工作，这时不妨喝点四物汤，可帮助活血化瘀，排除血块，并且可减轻腹胀腹痛，使得经血排出顺畅。除此之外，经现代研究显示，铁和锌在四物汤中的含量均较高，并含有多种对人体血液代谢有着重要作用的微量元素，可减少月经来潮时的贫血、头晕目眩及经血不出等状况，还可以美容养颜，使肌肤光滑，防止老化。

加减变化，效果更多

虽然从《太平惠民和剂局方》后，四物汤被广泛地认为是妇科方，但对于男士的补血来说，同样有效。

四物汤的特点不止如此，方中各药材按照不同的配比会有更多的疗效。当归、川芎轻用或不用时，可以帮助孕妇保胎；重用当归、川芎，轻用白芍，则能治疗月经量少、血瘀型闭经等。不仅如此，适当加减某些药材还有更多意想不到的效果，如较著名的有桃红四物汤，该方剂是由四物汤加桃仁、红花而成，专治血虚血瘀导致的月经过多，还能对付先兆流产、习惯性流产；四物汤加艾叶、阿胶、甘草后取名为阿艾四物汤，用来治疗月经过多，是安胎养血止漏的要方；四物汤加四君子汤后，名"八珍汤"，能气血双补；在八珍汤的基础上再加上黄芪、肉桂，则成为老百姓非常熟悉的十全大补汤。

从四物汤的药材配比来看，它属于温燥性质的补剂，服用时经常会感觉口干舌燥。对一些热性体质或内热比较大的人来说，服用四物汤会很容易上火、长痘痘。方中的熟地、当归对一些胃肠功能不好的人来说，会容易引起腹泻。四物汤虽好，但一定要先咨询医生，判断自己的体质，四物汤对于自己是否合适，同时也要适当服用，不能天天服用。最好在经期前后服用，让身体气色恢复过来。

【小贴士】▶▶　　　如果觉得药补的四物汤味道不好的话，还可以试试食补的方法，可与排骨或者鸡肉一同熬煮，根据自己的喜好，做出营养美味的四物汤。

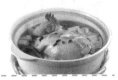

养血安神需要它——归脾汤

> "归脾汤中参术芪，归草茯神远志齐。
> 酸枣木香龙眼肉，煎加姜枣益心脾。
> 怔忡健忘俱可却，肠风崩漏总能医。"
> 短短的一首歌谣，唱出了一个养血安神、补心益脾的经典方剂——归脾汤。

"百病皆由脾胃衰而生也"

归脾汤的药效从字面意思上就能了解一二，归脾，使脾脏的功能回归到原始状态。不过，归脾汤的功效不止于此，除了对脾脏有改善的作用外，对心脏也有良好的滋养作用。药方是在宋代《济生方》中归脾汤的基础上加当归、远志而成，主要治疗心脾气血两虚之证。方中以人参、黄芪、白术、甘草补气健脾；当归、龙眼肉补血养心；酸枣仁、茯苓、远志宁心安神；还有木香理气醒脾，与大量益气健脾药配伍，复中焦运化之功，又能防止大量益气补血药太过滋养而造成胃动力障碍，使得补而不滞，滋而不腻；再用姜、枣加水煎煮，调和脾胃。这些药材也决定了归脾汤的一些配伍特点，如可以心脾同治，不过重点还是在脾。此外，还可以气血并补，但重在补气，中医认为气为血之帅，气旺则血自然生，血液充足了，心脏就有了养护。全方配合，收到益气补血、健脾养心的功效。

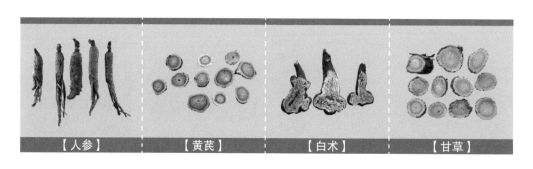

【人参】　【黄芪】　【白术】　【甘草】

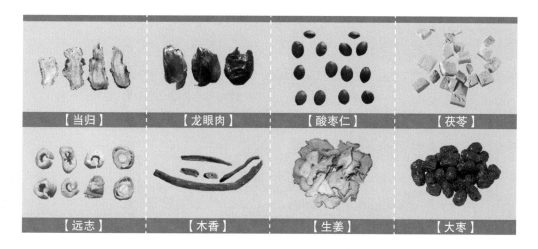

| 【当归】 | 【龙眼肉】 | 【酸枣仁】 | 【茯苓】 |
| 【远志】 | 【木香】 | 【生姜】 | 【大枣】 |

脾脏是人体的外周免疫器官之一，是人体最大的淋巴器官。一般来讲，脾脏有以下三大功能：

首先，它是人体的"血库"，当人体休息、安静时，它会贮存血液，当处于运动、失血、缺氧等应激状态时，它又将血液排送到血循环中，以增加血容量。

其次，脾脏犹如一台"过滤器"，当血液中出现病菌、抗原、异物、原虫时，脾脏中的巨噬细胞、淋巴细胞就会将其吃掉，还原干净的血液。

此外，脾脏还可以制造免疫球蛋白、补体等免疫物质，发挥免疫作用。

所以，脾是血循环中重要的滤过器，能清除血液中的异物、病菌以及衰老死亡的细胞，特别是红细胞和血小板。因此，脾功能亢进时可能会引起红细胞及血小板的减少。保护好脾脏就是保护好了我们的血液。

益脾养心的归脾汤

心脾气血两虚的症状表现为心悸怔忡，健忘失眠，盗汗，身体易疲倦，食量少，面色萎黄，舌淡，苔薄白，脉细弱，这些都可以用归脾汤来调节。除了心脾气血两虚证外，归脾汤对脾不统血者也有不错的疗效。脾不统血的症状有便血，皮下紫癜，女性月经超前，量多色淡，或淋漓不止，舌淡，脉细弱等现象。所以，归脾汤对于胃及十二指肠溃疡出血、消化性溃疡、功能性子宫出血、再生障碍性贫血、血小板减少性紫癜、神经衰弱、心脏病等属心脾气血两虚及脾不统血者有很好的疗效。

如治疗消化性溃疡，用归脾汤方剂，重用木香，水煎服，每日1剂。长期服用，有较显著的疗效。需要注意的是，症状消失后，仍需继续服药一段时间，以巩固疗效。

对于神经衰弱，归脾汤对病程短、病情轻的患者疗效好，对各种抑郁、倦怠、睡眠不佳及工作活力低下的患者疗效较好；但是，对于易急躁发怒的患者则效果不太满意。

失眠也是如此，中医认为，归脾汤对心脾两虚型失眠有效，对于轻度失眠具有一定的疗效。但是，归脾汤对于手脚心发热的阴虚阳亢型失眠，效果就不好。所以服用前，一定要到医院，请医生把脉辨证。

提到这益气补脾的方剂，归脾汤还有一位兄弟——补中益气汤。归脾汤与补中益气汤都是用人参、黄芪、白术、甘草来益气补脾。不同的是，归脾汤是补气药配伍养心安神药，意在心脾双补，恢复二脏生血、统血的功能，主治心脾气血两虚等症状。补中益气汤是以补气药配伍升阳举陷药，意在补气升提，复脾胃升清降浊之能，主治脾胃气虚、气陷之少气懒言、发热及脏器下垂等。

现代科学研究，归脾汤之所以有益脾养心的作用，是因为它具有改善骨髓微循环，增加骨髓造血组织，促进多能干细胞增殖分化和幼稚中性粒细胞发育成熟，延长中性粒细胞寿命等作用。此外，还有促进白蛋白合成，增加血红蛋白量，补充多种维生素和微量元素等作用。

【小贴士】▶

服用归脾汤时还要注意一些事项，如忌生冷饮食。另外，阴虚内热者要慎用。

阴虚内热型的十个症状：

1．手心热、足心热、不欲近衣被。

2．心中烦热、思冷饮、冷食。

3．口干、口苦、咽干、恶心。

4．睡眠不宁、盗汗、遗精。

5．发热（高热、低热或体温不高而皮肤有热感）。

6．出血（鼻衄、齿衄、皮下有出血点等均由阴虚内热所致者）。

7．头晕、心悸、周身无力、面色苍白。

8．大便干、小便黄或黄赤有热感。

9．脉细数、大数、弦数。

10．舌苔黄或黄腻、干燥少津或焦黄兼少津。

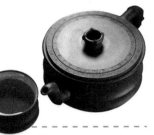

滋补肾阴的秘方——六味地黄丸

从古至今，历代名家认为肾是人的"先天之本"，补肾健体是亘古不变的话题，尤其是在皇家，所以被称为"补肾良方"的六味地黄丸自然是备受皇家关注的宠儿。它的来源为何？药理作用是什么？经历千百年后，六味地黄丸的制作工艺和效果有什么变化？我们来一一寻求解答。

草根医生变太医只因一个方剂

宋代的一位儿科医生钱乙，因为治好了长公主和皇子仪国公的疑难病症而得到皇帝的赏识，成为太医。当时，太医院的太医多是几代家传下来的"世医"，而钱乙从一介平民"草医"进入太医行列，常常被那些老太医们所轻视。

有一天，一位太医拿着钱乙开的儿科方子来"讨教"。他略带嘲讽地问："张仲景《金匮要略》的地黄丸有八味药，而你这方子只有六味，好像少开了两味药，大概是遗忘了吧？"钱乙说："张仲景的八味地黄丸是给大人用的。小孩子阳气稚嫩，所以减去肉桂、附子这两味壮阳的药，制成六味地黄丸，免得孩子吃了过于暴热而流鼻血，你看行吗？"这位太医听了，连声道佩服。钱乙的学生赶紧把老师的话记载下来，后来编入《小儿药证直诀》一书。就这样，钱乙所创制的"六味地黄丸"流传开来，用它来治疗小儿先天不足、发育迟缓等病症，在后代医家手里成为治疗肾阴虚的必备之药。

肾脏对人的健康至关重要，而肾的健康在其阴阳平衡，肾阴虚和肾阳虚都是肾脏不健康的表现。肾阴虚的临床表现为阵阵潮热、盗汗、手脚热、五心烦热，有的病人两颧午后出现发红、头晕、耳鸣、腰膝酸软等症状。六味地黄丸对症下药，六味药合用，三补三泻。相反相成之势，对治疗肝肾阴虚之证极为有效。

"三补三泻"的补肾良方

六味地黄丸由熟地黄、山茱萸、牡丹皮、山药、茯苓、泽泻六味中药按比例组成。方中重用熟地黄，滋阴补肾，填精益髓，为君药；山茱萸补养肝肾，取"肝肾同源"之意，山药补益脾阴，亦能固肾，共为臣药；三药配合，肾、肝、脾三阴并补，是为"三补"，其中，熟地黄的用量占一半比例，所以还是以补肾为主；泽泻利湿而泄肾浊，并能防熟地黄之滋腻；茯苓淡渗脾湿，并助山药以健运，与泽泻共泄肾浊，助真阴得复其位；丹皮清泻虚热，并制山茱萸之温涩；三药称为"三泻"，均为佐药。六味合用，三补三泻，其中，补药的用量重于泻药，以补为主；肾、肝、脾三阴并补，以补肾阴为主；补中寓泻，以泻助补，这是六味地黄丸的配伍特点。

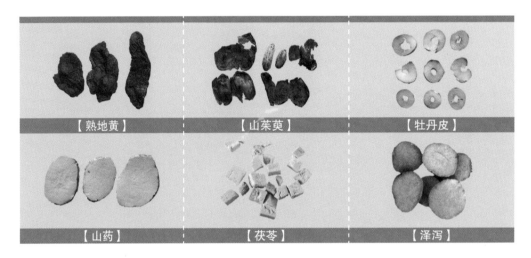

【熟地黄】　　【山茱萸】　　【牡丹皮】

【山药】　　【茯苓】　　【泽泻】

名方之所以有效，是因为从源头就选用好药材。六味地黄丸是国家保密配方，用料讲究，全部使用出自河南的怀地黄和怀山药。怀地黄要求大而熟，只用高品质原料，再将生地黄以黄酒泡透蒸熟，遵循古方"酒蒸酒制"；山茱萸采用道地药材"杭萸"；丹皮只用安徽地产"凤丹皮"。

大蜜丸剂型的制作工艺

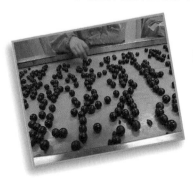

六味地黄丸的种类很多，有大蜜丸、水蜜丸、浓缩丸，还有软胶囊。我们可以根据自己的需要选择不同的剂型。

让我们来揭秘一下六味地黄丸大蜜丸的生产工艺吧。机器生产代替手工操作，当然少不了工人师傅的帮助。丸块被放进制丸机，变成丸条，丸条又变成丸粒。不过，我们还需要给它涂抹一点化妆品，让它变得更加润滑，这可不是普通的化妆品，是特质秘方，能有效防止药丸黏连在一起。

机器操作也不够完美，总有一些不够圆滑的家伙混进队伍。这时候，专业的师傅会负责把它们挑选出来。当然，个头大小也得符合标准。

挑选合格的药丸放进白色塑料球中，最后盖上盖子，药丸包装初步完成。药丸在保存过程中，空气是最大的敌人，隔绝空气成为必要功课。不用担心，我们的祖先早已为我们想到了好方法，就是在塑料球外挂一层蜡。蜡能将装有丸粒的塑料球完全包裹，而且在这一起一落间，蜡液就一层一层地包裹在塑料球的表面。我们都知道蜡的熔点很低，当然它的凝固点也不需要很低的温度。在这个不断翻滚的冰水池里洗个澡，蜡液就结结实实地凝固在塑料球表面了。

六味地黄丸的具体应用

六味地黄丸并不是包治百病的万能药物，但据统计，在各种文献报道中，六味地黄丸治疗的病症涉及 137 种。最常见的是用于治疗亚健康状态、提高免疫力、延缓衰老，所以很多人把它当作保健药品长期服用。建议大家还是应当遵医嘱服用，六味地黄丸主要是治疗那些肾阴虚而阳盛的人，但是现代人一般都是阴盛阳虚的体质。如果没经过医生的诊治就片面地服用六味地黄丸，只能使阴邪更盛，而阳气更虚。所以，使用六味地黄丸首先要辨清是肾阴虚还是肾阳虚，肾阳虚的人绝不可用，肾阴虚的人也不可多用，以服用后收到效果为准，食用过多也会伤害身体。

本方是治疗肝肾阴虚证的基础方，因此通过各个药材量的增加或减少，效果也会产生变化。若虚火明显者，加知母、玄参、黄柏等以加强清热降火之功；兼脾虚气滞者，加白术、砂仁、陈皮等以健脾和胃。

六味地黄丸的临床表现以腰膝酸软、头昏目眩、口燥咽干、舌红少苔、脉沉细数为辨证要点。它作为药品在现代的具体应用比在古代要广泛得多，常用于治疗慢性肾炎、高血压病、糖尿病、肺结核、肾结核、甲状腺功能亢进、中心性视网膜炎及无排卵性功能性子宫出血、更年期综合征等属肾阴虚证为主者。

【小贴士】▶▶ 健康人群不宜长期服用；阳虚者或肾阴虚但脾胃功能不好的人不宜服用；体重超标者不宜服用；六味地黄丸的副作用是会对脾胃产生影响，造成脾胃的虚弱，可以用砂仁泡开水送服药丸，便能去除熟地黄对脾胃的削弱作用。

滋阴降火的八味丸——知柏地黄丸

中医的精髓在于追求"和谐"，人的身体阴阳失调就会导致机体失去平衡，也是各种疾病发生前身体出现的病理变化。如果人体阴液亏虚及其功能减退就会出现阴虚，反应在身体上就是潮热盗汗，口干咽痛，小便短赤。别着急，知柏地黄丸肯定能帮您调理一下。

滋阴降火的八味丸

知柏地黄丸，大家肯定不陌生，如果你是阴虚火旺的体质，医生通常会建议服用知柏地黄丸。不过，"知柏"可不是一种药，而是知母和黄柏的合称，它是由补阴经典方剂六味地黄丸加知母、黄柏而成，加强了滋肾阴、清相火的作用。

现在的知柏地黄丸源自明代名医张景岳的《景岳全书》，原名滋阴八味丸。从它的名字便可以猜出它的主要成分，除了知母、黄柏、熟地黄这三味药，还有山药、茯苓、泽泻、牡丹皮、山茱萸五味。传统应用于阴虚火旺，潮热盗汗，口干咽痛，耳鸣遗精，小便短赤等症。近年来，经中医辨证后灵活使用，对慢性咽炎、急性尿路感染等疾病也有较好的疗效。

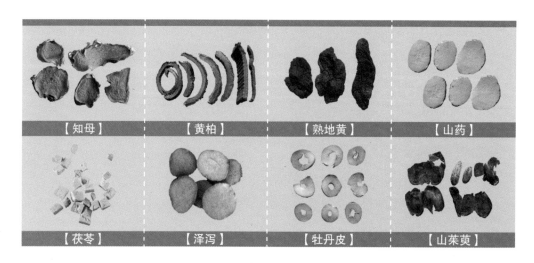

| 【知母】 | 【黄柏】 | 【熟地黄】 | 【山药】 |
| 【茯苓】 | 【泽泻】 | 【牡丹皮】 | 【山茱萸】 |

各类剂型与"炼蜜为丸"

和六味地黄丸一样，知柏地黄丸有不同的剂型，如大蜜丸、水蜜丸、浓缩丸。大蜜丸就是指用经过炼制的蜂蜜混合药材粉末制成的丸剂，称蜜丸，粒形较大，一般 0.5 克／粒以上的称为大蜜丸，0.5 克／粒以下的称小蜜丸。水蜜丸是把蜂蜜用水稀释后，再混合药材粉末制成，称水蜜丸。浓缩丸就是以中药提取液经过浓缩成浸膏后，再混合中药粉末或赋形剂

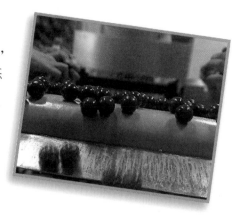

制成，成为浓缩丸。丸剂的区分方法主要是根据用来调和药材粉末的黏合剂的不同来区分，患者可以根据自己的喜好选择不同的剂型。

说起蜜丸，就不得不说炼蜜。"炼蜜为丸"是历史悠久的制药方法，根据药物的药理性质，蜜可以被炼制成嫩蜜、中蜜、老蜜三种规格。嫩蜜是指蜂蜜加热至 105℃~115℃而得的制品，含水量在 20% 以上，色泽无明显变化，稍有黏性，适用于黏性较强的药物制丸；中蜜是将蜂蜜加热至 116℃~118℃，满锅内出现均匀淡黄色细气泡的制品，含水量约为 10%~13%，用手指捻之多有黏性，适用于黏性适中的药物制丸；老蜜则是加热到 119℃~122℃，出现较大红棕色气泡的制品，含水量仅为 4% 以下，黏性强，两手指捻之出现白丝，多用于黏性差的矿物或纤维较重的药物制丸。

大蜜丸的制作流水线

说到"炼"，那就得有火，可是，在现代的生产车间里找不到一点火苗，但也看不到一点蜜的影子，除了一些大罐，就是几段粗细不一的管道。原来，蜂蜜就藏在这些储存罐中，通过管道，蜂蜜进入蜜槽进行过滤，然后进入炼蜜罐。在炼蜜罐里，蜂蜜要承受高温酷刑。

不过，熬制蜂蜜用的并不是火，而是水蒸气。现代化的生产技术让这一古老的制药技术变得如此简单，工人师傅只是简单地控制一下温度和气压，蜜就炼好了。其他一切都由几个大的储存罐和四通八达的管道代劳了。在合坨车间，蜂蜜会通过管道进入合坨机与药粉混合，然后就可以准备制成药丸了。

一百年前，制丸需要借用搓丸板，费时又费力。现在，经过搓丸机的处理，丸块变成了丸条，又变成了丸粒，整个过程一气呵成。我们再也看不到一百年前制药

作坊里忙碌的身影，唯一不变的是车间里弥漫的药香。

蜜丸做好了，接下来我们需要为蜜丸的包装花点时间。为了延长药丸的保存时间，先辈们尝试过各种各样的方法，时至今日，塑料外壳成为蜜丸最好的保护伞。

扣壳是大蜜丸包装的第一道工序，一直以来都采用手工操作，产量低，劳动强度大。有了自动扣壳机，一切问题都迎刃而解。在机器的操作下，药丸被放进半个塑料球，再盖上另一半，就可以了。

延长药丸保存时间的最佳办法是隔绝空气，而要隔绝空气最简单的方法则是在塑料球外面裹一层蜡。包好塑料壳的药丸被一次次浸入蜡池中，最后再来洗个冷水澡。随着药丸的一进一出，蜡就成功裹在塑料球外面了。

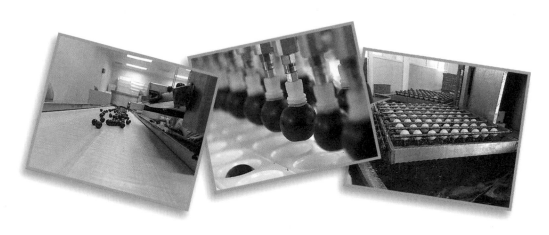

一粒药丸，包含的不仅仅只是几味中药，还有中医学几千年的传承与创新，也是中华民族医药文化神奇之处的最好见证。

【小贴士】▶▶ 感冒发热的病人不宜服用；有高血压、心脏病、肝病、糖尿病、肾病等慢性病严重者应在医师的指导下服用；儿童、孕妇、哺乳期妇女应在医师的指导下服用；服药4周症状无缓解，应去医院就诊；对本药过敏者禁用，过敏体质者慎用；如正在使用其他药品，使用本药前请咨询医师或药师。

养肝明目的代表方——杞菊地黄丸

几千年的中医历史也是中医研究药材的历史，而用药则是中医里面既重要又神秘的特色之一。每个经典药方都经过无数试验才能形成，加一味、减一味效果各有不同，一个主方可以衍生出很多附方，这也是中医用药的独特魅力所在。杞菊地黄丸就是由赫赫有名的六味地黄丸加味而成，那么，加的是哪几味呢？它与六味地黄丸又有什么不同之处呢？

养肝明目的杞菊地黄丸

中医认为，肝开窍于目，肝血上注于目则能视，即眼睛的功能与肝密切相关。因此，治疗眼部疾病，往往从肝、肾入手。说到滋阴补肾，自然就能想到六味地黄丸。

六味地黄丸被誉为"补阴方药之祖"，而中医讲究辨证论治，方剂也可以随着症状的不同进行加减。地黄丸系列中成药都是在六味地黄丸的基础上加药组成的。知柏地黄丸是由六味地黄丸加知母和黄柏而成，偏于滋阴降火，适用于阴虚火旺、骨蒸潮热、遗精盗汗之症；杞菊地黄丸则是由六味地黄丸（熟地黄、山药、茯苓、泽泻、牡丹皮、山茱萸）加枸杞子、菊花而成。枸杞子，甘平质润，入肺、肝、肾经，补肾益精，养肝明目，中医就有"枸杞养生"之说。而菊花，辛、苦、甘，微寒，善清利头目，宣散肝经之热，平肝明目。它们在一起就是名副其实的黄金搭档。

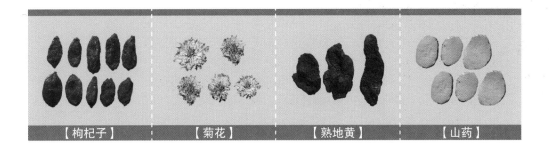

【枸杞子】　　　【菊花】　　　【熟地黄】　　　【山药】

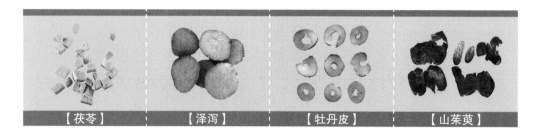

【茯苓】　【泽泻】　【牡丹皮】　【山茱萸】

六味地黄丸加枸杞子和菊花，共同发挥滋阴、养肝、明目的作用，对肝肾阴虚同时伴有明显的头晕、视物昏花等疾患，尤为有效。

到底如何"炼蜜为丸"

滋肾养肝的杞菊地黄丸是怎样被制作出来的呢？和知柏地黄丸很相似——"上为细末，炼蜜为丸"。

"炼蜜为丸"在中医药史上有着举足轻重的地位，沿袭至今，我们依然在使用这个方法。这里的蜜可不是普通的蜜，需要炼。炼蜜可不是简单的事情，火候的掌握，蜜熬制的程度，这需要的不仅仅是炼制的技术，还有日积月累的经验，稍有不慎就会导致全军覆灭。在这里看不到一点火，也见不到一滴蜜，所有的工作都由罐和管道代替，工人师傅的工作就是维护这些管道和罐，保证它们正常运作。

蜜炼好以后就要和药粉汇合了，蜂蜜与药粉在机器里被搅拌成一个大丸块，这个大丸块必须软硬适当，具有一定的可塑性，用手搓捏不黏手，也不会黏在器壁上，这才算合格。

丸块被送进制丸车间，在这里，大块头被送进制丸机，等我们再看到它的时候，它已经变成一条条粗细均匀的丸条了，经过挤压又变成了一个个的丸粒。不过，在进入下一步之前，它们需要进行一次选美，那些长得不够漂亮，身材不够匀称的，都被挑出来回到前一步重新开始。

学会保存药丸至关重要

如何长期保存药丸呢？将药丸放进小小的塑料球

中，效果非常好，以至于这样的保存方法沿用几十年，只不过现在的机械化程度要比以前进步很多。

想要保存好这些药丸，还需要给它加一层保护伞，也就是给塑料球的表面挂一层蜡。用蜡密封可以延长丸粒的保存时间。

"挂蜡" 并不复杂……

塑料球被放进托盘中，托盘上的小托钩会牢牢把塑料球托住。"集体舞"现在开始，所有托盘默契地一上一下，就在这一上一下期间，蜡液就一层层地包裹在塑料球表面。蜡液包裹得差不多了，来洗个冷水澡吧，这样，蜡液和塑料球就可以合二为一了，杞菊地黄丸也就制作完成了。

【小贴士】▶▶

杞菊地黄丸偏于养肝明目，用于肝肾阴亏引起的眩晕、耳鸣、目涩畏光、视物昏花等症状。

杞菊地黄丸属于进补类的药物，中医上要求滋补类的药在饭前服用，这样可以最大限度地保证药效的吸收。

需要注意的是，在服用杞菊地黄丸的时候不要吃不易消化的食物，感冒发热的病人也不宜服用杞菊地黄丸。

有高血压、心脏病、肝病、糖尿病、肾病等慢性病严重者，以及儿童、孕妇、哺乳期妇女，应在医师的指导下服用。

服药4周症状无缓解，应去医院就诊。

服药期间忌食酸性及生冷之物。

从杞菊地黄丸的药物组成来看，熟地黄、菊花、茯苓、山药、泽泻、枸杞子、山茱萸、丹皮是中医临床常用的中药，药性温和。一般情况下，使用杞菊地黄丸是很少产生副作用的，但药物的代谢多经肝、肾，长期服用易加重肝、肾的负担，严重者损害肝、肾的功能。

医圣首创的"肾气丸"——金匮肾气丸

被称为"补肾秘方"的六味地黄丸为人们所熟知，它是由6味中药，熟地黄、山茱萸、牡丹皮、山药、茯苓、泽泻制成的。那么，再加上牛膝、车前子这两味药会是八味地黄丸吗？可别笑，这8味药合在一起还真叫八味地黄丸。当然，它还有一个名字叫做金匮肾气丸，它有什么特别之处呢？与六味地黄丸又有什么差别呢？

阴阳并补，温补肾阳

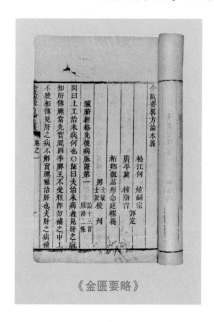

《金匮要略》

古方金匮肾气丸也叫做八味地黄丸或者桂附地黄丸，而且，它比六味地黄丸的历史更久。公元2世纪，汉代医圣张仲景在《伤寒杂病论》中就已经介绍了药物内服治疗"肾着腰痛"、"虚劳腰痛"，创出了著名的"肾气丸"——崔氏八味丸，因为这个药方编撰在《金匮要略》里，所以后世称它为金匮肾气丸。

后人对古老的药方也做了改进，金匮肾气丸到今天已经成了10味药，即熟地黄、山药、山茱萸（酒炙）、茯苓、牡丹皮、泽泻、肉桂、附子（炙）、牛膝（去头）、车前子（盐炙）。方中附子、肉桂为主药，各取少量，取"少火生气"之意，意在微微补火以鼓舞亏虚的肾中阳气，补命门之火，引火归源；再辅以熟地黄、山药、山茱萸（酒炙）、茯苓、牡丹皮、泽泻六味药物滋补肾阴，促生阴液。如此配伍组方是本着阴阳互根的原理，阴阳并补，使得"阳得阴助，而生化无穷"，补阳效果更稳固、更持久。为进一步治疗肾阳虚水肿，本药还配伍了牛膝、车前子以清热利尿、渗湿通淋、引血下行，治疗水肿、小便不利、腰膝酸软等肾阳虚的症状。这10种药物相配伍，共奏温补下元、壮肾益阳、化气利水、消肿止渴、引火归源之功。现代研究认为，其有改善垂体-肾上腺皮质功能的作用，可延缓衰老，恢复精力，改善脂代谢，抗白内障，降低血糖，改善动脉粥样硬化。

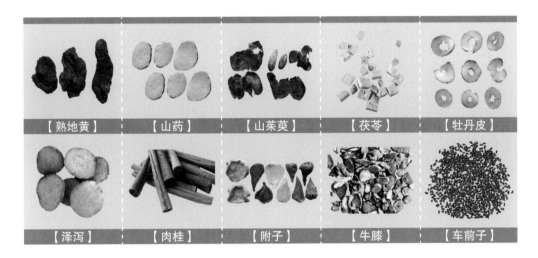

【熟地黄】　【山药】　【山茱萸】　【茯苓】　【牡丹皮】

【泽泻】　【肉桂】　【附子】　【牛膝】　【车前子】

现在，市场上的金匮肾气丸和古方济生肾气丸相近，多用于利尿，治疗下肢水肿，与古方金匮肾气丸已经有不同之处。而如今的桂附地黄丸则与宋代的八味丸相近，主要补肾阳。在古代，金匮肾气丸、八味地黄丸、桂附地黄丸这些名字虽然不同却代表着同一种药，但是现在却不一样了。按现今国家药品标准，桂附地黄丸与金匮肾气丸是处方组成不同的两种中成药，因此把药店里的金匮肾气丸当作桂附地黄丸销售是错误的。

金匮肾气丸的"庐山真面目"

古时候，人们习惯把晒好的药材分片或者分块，然后用水煎服。不过，药丸似乎更容易服用，当然了，制成药丸的第一步就得把药材原料研磨成药粉。

由10味中草药混合而成的药粉被倒进搅拌罐中。不过，干的药粉搅拌怎么能少得了水呢？但是，这里加的可不是普通的水，是经过高温熬制的蜂蜜。旋转，旋转，不停地旋转。要等蜂蜜和药粉均匀地融为一体，"面粉"才算和好了。

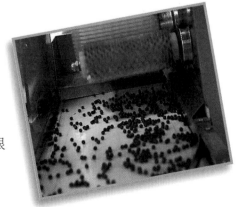

到了这一步，呈现出来的这些松散的药粉似乎很难和平时见到的那些光亮的小药丸联系在一起。

需要炼丹炉吗？不需要，只要在一个专门的炼药机里一进一出，松散的药粉就被炼成了黏性更大的药坨。想象不出来药坨的模样吧，其实很像红豆沙哦。

准备工作到此结束，坐上传送带，药坨进入备战状态。药坨被放进制丸机，经过制丸机的处理，各种奇形怪状的药坨就变成了光亮的药条。但是这样还太干燥，所以要喷点乙醇湿润一下。眨眼的工夫，一颗颗小药丸就诞生了。

小药丸艰辛的"成功之路"

药丸被直接送上传送带，传送过程中不断有新制作好的药丸加入，被一起送到下面的流程中。接下来的程序设备是为了让这些药丸不黏连在一起。一个巨大的容器分成几段，每段都是一个很大的罐，它们要把药丸从这个罐中送到第二个罐中，接着是第三个……然后通过不停地旋转来运送药丸去终点站。

小药丸的征程就要结束了，终于快要到站了！经过长途跋涉，原本湿润光滑的药丸也变得有那么点儿灰头土脸的样子，这样不是更有味道吗？而且还能更好地避免丸粒黏连在一起。

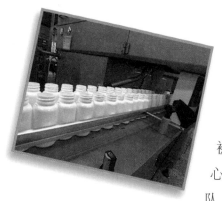

横在终点线上的是一个旋转着的大筛网，谁能顺利通过，谁就会成为最后的胜利者。那些身材瘦小的丸粒一开始就被淘汰了，而那些体力充沛的大个头跑过了头，同样要被淘汰。只有身材合适的药丸能通过。

最后的车间被微波干燥机占满了，药丸就是在其中被干燥定型的。干燥后的药丸会被送上"旋转滑梯"，离心力的作用会使它们其中那些不够圆润的小家伙离开大部队。胜利者总是有奖励的，那就来做个"抛光美容"吧，在大罐中，你挨着我，我挤着你，相互摩擦之后，药丸最终的模样就算定下来。

封瓶、入盒、贴签、印码、装箱，等再次见到它的时候，金匮肾气丸就已经被摆在药店的柜台里了。

【小贴士】 ▶▶　金匮肾气丸适宜在饭前服，孕妇忌服。服药时不宜与赤石脂或其制剂、外感药同时服用。药品中有肉桂，属温热药，不适用于具有口干舌燥、烦躁气急、便干尿黄症状的糖尿病、慢性肾炎、高血压、心脏病患者，请按照用法、用量服用，如正在服用其他药品，使用本药前请咨询医师或药师。

古代皇宫秘制配方——安宫牛黄丸

2002年5月10日，香港凤凰卫视新闻节目女主播刘海若，在英国伦敦火车脱轨事故中受了重伤，脑功能受损严重，在英国治疗无效，被送回中国。当时她已经对几乎所有的抗生素都产生了耐药性，并且一直高烧不退，最终，抢救小组通过了完全使用中药和物理降温的治疗方案，每日早、晚通过鼻子喂服安宫牛黄丸溶液，并配合其他中西药物。用药两周后，刘海若体温基本恢复了正常，跨过了最危险时期。后来，刘海若的主治医生介绍，在抢救期间，刘海若一共服用了七粒安宫牛黄丸，这对于她退热、苏醒都起了非常重要的作用。安宫牛黄丸真的比现代急救技术更管用吗？听起来不像是药丸，倒像是小说或电影里神仙从葫芦里取出的仙丹了，本文将带您一起揭秘让人叹之如神的中药——安宫牛黄丸。

一颗药丸竟然可以拍卖到上万元

拍古董、拍字画，听说过拍药丸的吗？2010年，一颗小小的药丸在拍卖市场拍过了万元。没错，就是它——一颗1993年以前生产的安宫牛黄丸竟然叫卖到上万元，而且还到处抢着买。这是为什么呢？

安宫牛黄丸与紫雪丹、至宝丹，并称为"中药三宝"，并奉为"三宝"之首，主要用于高热昏迷、热入心

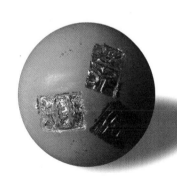

【安宫牛黄丸】

包、痰迷心窍，还可治疗中风昏迷、小儿惊厥等。西医诊断为流行性脑脊髓膜炎、乙型脑炎、中毒性肺炎、中毒性痢疾、脑血管意外、肝昏迷、败血症等均可用此药。可见，安宫牛黄丸是一种急症用药，主治的都是要人命的病。在古代，安宫牛黄丸是皇上才能享用的药，寻常百姓根本见不到，更不用说吃了。

　　牛黄、郁金、黄连、朱砂、山栀、雄黄、黄芩、牛角、冰片、麝香、珍珠、金箔衣，足足有12味药组成了安宫牛黄丸，外以金箔为衣，亦是取其重镇安神之效。其中，牛黄、麝香、牛角为主药，牛黄能清热解毒、息风定惊，麝香长于开窍醒神，牛角能清心凉血解毒，与其他清热泻火、芳香开窍之药合用，共奏清热开窍、豁痰解毒之功。

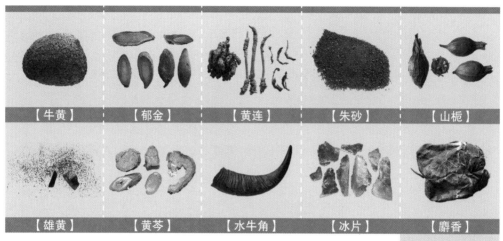

【牛黄】　【郁金】　【黄连】　【朱砂】　【山栀】

【雄黄】　【黄芩】　【水牛角】　【冰片】　【麝香】

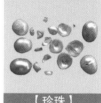

【珍珠】

　　安宫牛黄丸中的牛角，原来用来入药的是犀牛角，因为1993年野生动物保护法规的出台，生产厂家就改用水牛角来代替，而之前以犀牛角入药的安宫牛黄丸就变成稀缺资源了。这也就是为什么1993年以前生产的安宫牛黄丸能卖出天价的原因。

揭开安宫牛黄丸生产的神秘面纱

　　安宫牛黄丸的12味入药原料要研磨成粉，而且是反复研磨、筛选……这些都是在完全保密的状态下完成的。安宫牛黄丸可是药厂的独家配方哦。在它300多年的保密配方面前，号称世界上最保密的，诞生于1886年的可口可乐配方，也只能是小字辈了。

　　在过去，安宫牛黄丸一直是手工制丸，而且必须保证每一颗的质量、形状都要完全合格，的确有点奢侈。如今因为市场的需求，机器制丸逐渐取代了传统的手工制丸，不过，在质量上可一点都没有减弱。

　　原料研磨反反复复，精细程度足以让人惊叹，原料成粉并筛选过后，安宫牛黄丸开始化作块状的药坨。药坨进入专门的制丸机器里，搅拌，不停地搅拌，让它均匀。再挤压成均匀的药条，这之后就该轮到制丸机开始工作了，制丸机下，一层层波浪形的切片给我们帮忙，把药条切成均匀的丸状，药丸终于出来了。大名鼎鼎的安宫牛黄丸就这样诞生了。不过，如此名贵的中药，当然要加工得更漂亮点。涂上亮晶晶的一层香油和食用蜡的混合油，使得安宫牛黄丸看上去更有光泽。你不用怀疑机器生产出来的药丸不够均匀，严格的质检员会给安宫牛黄丸的出厂再加一道安全屏障。检测合格的药丸只需要静置24小时，热乎乎的药丸弥漫着淡淡的湿气和热气，带着中药那浓郁的药香散发在车间里了。

穿金衣是最重要的一道工艺

安宫牛黄丸可以出厂了吗？不，还差得远呢！有个词想必你一定听说过，叫"吞金而亡"，《红楼梦》中尤二姐就是吞金自杀的。你知道吗？在中药材里，黄金也是一味药，中国第一部成药典籍——宋代的《太平惠民和剂局方》里就有记载。黄金本身具有镇精神、坚骨髓、通利五脏的功效。咱们大名鼎鼎的安宫牛黄丸还有一道最重要的工艺，那就是穿金衣！不过，还得抱歉地说一句，穿金衣的过程也是保密的。咱们可以大概说说，穿金衣就是在药丸表面包裹一层薄薄的金箔，它可以辅助安宫牛黄丸发挥重镇安神的功效。不用担心，这里的金箔被打磨得非常的薄，肠胃是完全可以消化吸收的。

终于到了可以出厂的时候了，给安宫牛黄丸包一层蜡衣。可别小看哦，因为有了它，安宫牛黄丸才能不受潮、不氧化。加个木盒，再加一层保护，这样就更加美观了，并且具有珍藏价值。

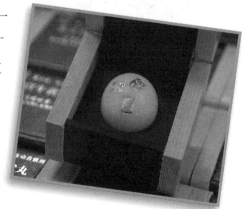

需要小心的是，目前市场上充斥了不少号称是1993年以前生产的含犀牛角的安宫牛黄丸，你可得小心了，十有八九是假的哦。

并不是所有的中风患者都适合服用

一般家里有上年纪的老年人，总要备几颗安宫牛黄丸，因为民间流传着一种说法："中风之后，服用安宫牛黄丸，有起死回生之效。"然而，专家却表示，此药对中风患者虽有清热、开窍、促醒的疗效，但是如果用药不对症，则会适得其反，加重病情。

中风有多种表现，按照中医的说法，如果中风发生时，出现突然意识障碍、偏瘫，同时伴有烦躁不安、面红身热、口臭、大便秘结、舌苔黄腻等邪热内闭之象，此时用安宫牛黄丸正好对症。如果伴有汗多肢冷、小便失禁，此时救治，需用大补元气、回阳救逆之药，如人参等，如果此时服用安宫牛黄丸则适得其反，加重病情。

另外，还需要注意的是，当患者出现昏迷、吞咽困难时，家人擅自给病人口服药丸，很有可能让其窒息致死。此时应该采用鼻饲的方法。

【小贴士】

因为含有麝香，芳香走窜，有损胎气，故孕妇慎用；因为含有朱砂、雄黄，不宜过量久服，肝肾功能不全者慎用。安宫牛黄丸并不能预防中风，不可经常服用，建议在医生或执业药师的指导下使用。

因安宫牛黄丸中含有雄黄，与亚硝盐类、亚铁盐类同服可生成硫化砷酸盐，可使疗效下降。同理，与硝酸盐、硫酸盐类同服，可使雄黄所含的硫化砷氧化，增加毒性。因此，也不宜与硝酸盐、硫酸盐类同服。

任何中药都有保质期，虽然安宫牛黄丸是用蜡丸封制的，但其有效期也仅为 48 个月，一旦超过保质期，就会出现颜色变化，有效成分降低，逐渐失去疗效，变成劣药，服用后无法保证疗效，甚至损害人体健康。

"科学凉茶"——牛黄清心丸

盖金戳意味着什么？什么药会盖着金戳？在清代，它被定为"清宫秘方"；在现代中药界被称为"科学凉茶"；在人们家里也常备着它，成为时常心慌神乱的中老年人的"定心丸"。它上面印着金戳，可清心解毒、祛风化痰、益气养血、镇惊定神，它就是历久不衰的效验名方——牛黄清心丸。

200 年前的清宫秘药

牛黄清心丸，又称局方牛黄清心丸，这是个有历史感的名字，对中医略有了解的人可能都听说过。这个方子来源于宋代《太平惠民和剂局方》，为宋代太医局编写，牛黄清心丸在其中名为"牛黄清心圆"，其用药 29 味，是历久不衰的效验医方。清朝康熙年间，经乐氏家族将原处方精心化裁，后定为清宫秘方，成为清代宫廷用药，是治疗风热类疾病的经典名方。经过 200 多年的临床试验，医家对该方不断进行改进，使其更加安全有效，成为清心化痰、开窍、滋补强壮的药物，同时也成为名药之一。

中医认为，牛黄清心丸既能调和气血，又能清心解热。本方配伍精妙，温凉协调，不寒不热，清中有补，补中有清，不论体质强弱都可以服用，是治疗风热的首选药，在中药界有"科学凉茶"之称。现代药理研究还发现，牛黄清心丸具有程度不等的镇静、解热、耐缺氧、降血压的作用，可以改善心肌缺血后心肌节段张力。临床上用于治疗眩晕、神经衰弱、中风先兆、脑血栓后遗症、高血压、精神萎靡不振等症。

精细制作的当代清心丸

人工牛黄、羚羊角、人工麝香、人参等 27 味中药是牛黄清心丸的组成原材料。

其中，羚羊角要锉研成细粉，水牛角浓缩粉、麝香、冰片、牛黄要研细，当归等其余22味药粉碎成细粉，然后三组粉末配研，过筛，混匀。

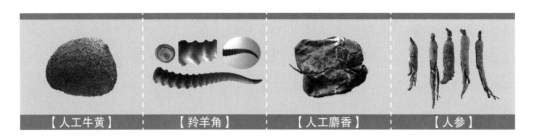

【人工牛黄】　　【羚羊角】　　【人工麝香】　　【人参】

制作牛黄清心丸，一切工艺都开始于一个有点像外星飞船的家伙——研配机。全部的中药材要从这里开始加工，左三圈右三圈，中药在"飞船"里昏天暗地地翻转起来。30分钟过后，中药就研配完毕了，但是为了让我们的药粉更加细腻，研配好的中药还要再过一次筛。

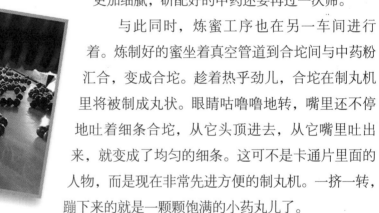

与此同时，炼蜜工序也在另一车间进行着。炼制好的蜜坐着真空管道到合坨间与中药粉汇合，变成合坨。趁着热乎劲儿，合坨在制丸机里将被制成丸状。眼睛咕噜噜地转，嘴里还不停地吐着细条合坨，从它头顶进去，从它嘴里吐出来，就变成了均匀的细条。这可不是卡通片里面的人物，而是现在非常先进方便的制丸机。一挤一转，蹦下来的就是一颗颗饱满的小药丸儿了。

披金衣、蘸金箔、盖金戳

小药丸儿们接下来会经过工人师傅们的严格挑拣，身材合格的药丸儿会坐上传送带享受全身的烘干。这个步骤之后，牛黄清心丸就开始分为裹金衣和不裹金衣两种了。

您一定很想知道牛黄清心丸是怎么披上金衣的吧！但披金衣是传统保密工序，所以等我们再次见到牛黄清心丸的时候，看到的是它已经穿上金衣的样子，真的是贵气逼人啊！黄金自古就是一味中药，具有镇精神、坚骨髓、通利五脏的功效。穿上金衣的牛黄清心丸，药效自然不可小觑。从外观上来看，包好的药丸儿，裹金的像糖果，不裹金的像巧克力豆，让人直流口水。这样的药丸儿，吃起来简直就是享受啊！

　　为了让牛黄清心丸不受潮、不氧化，咱们还是给它包上薄薄的一层蜡衣吧。这项传统的手工蘸蜡工序有着悠久的历史。来称一下，看看体重合不合格。合格的再用专门的剪刀修一下，使皮肤变得更加光滑。

　　裹金衣的牛黄清心丸是需要盖金戳的，工作人员拿着它在酒精灯上飞快地过一下，趁着热乎劲儿用印章蘸好金箔盖上去。不裹金衣的药丸儿也会盖上金字，同样也很漂亮。

　　牛黄清心丸不仅能清心化痰、镇静祛风，在抗衰老、提神醒脑方面，也有不错的表现，但如果辨证中无痰热因素，不宜用牛黄清心丸治疗。需在医生的指导下用药，否则可能起相反的作用，并且不能完全代替常规治疗，该住院打针的可一样不能少。

【小贴士】▶▶

　　牛黄清心丸虽有个"清"字，但却不能把它当作简单的清火药。牛黄清心丸有清有补，攻补兼施，常适用于本虚标实之证。如果只是实火内炽导致的便秘、咽痛等症，则服用牛黄清火丸、牛黄上清丸等更加适合。牛黄清心丸比起安宫牛黄丸在清热和开窍等方面都略逊一筹，因此，当中风病急性期出现神昏时宜用安宫牛黄丸。

　　本药可以嚼碎服或加少量水研磨后吞服，嚼碎研磨后，药物与口腔黏膜的吸附面积增大，吸收加快，疗效增强。紧急时或吞咽困难者将药物用水研磨后从患者一侧口角少量频频灌服。因昏迷已插胃管的病人，鼻饲给药。口服，每次1丸，病重者2丸，每日2次。若喉中痰鸣，可用竹沥水送下。

　　传染病急性期、高热神昏、谵语者，不宜服；大汗虚脱、霍乱泄泻、久吐久泻不止、大失血导致阴血亏虚的抽搐、痉、厥，不宜用本药救治；神志昏迷、四肢冰冷、额头冒冷汗、二便失禁的虚脱型患者不宜服。

活血化瘀功效高——血府逐瘀汤

"血府当归生地桃，红花甘桔赤芍熬，柴胡芎枳加牛膝，活血化瘀功效高。"稍加留心不难发现，这首方诀小诗说的就是在活血祛瘀、行气止痛方面闻名遐迩的"血府逐瘀汤"了。

何为"血府"

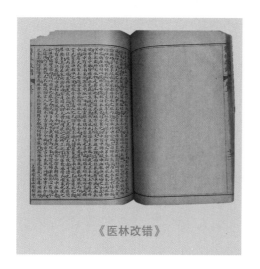

《医林改错》

脉是血液运行的管道，血液在脉中循行于全身，所以又将脉称为"血府"。清代著名医学家王清任在《医林改错》一书中说："血府即人胸下隔膜一片，其薄如纸，最为坚实，前长与心口凹处齐，从两胁至腰上，顺长如坡，前高后低，低处如池，池中存血，即精汁所化，名曰血府。"王清任指出，"胸中血府"极易产生瘀血，出现"胸中血府血瘀"之证，宜活血化瘀，故创血府逐瘀汤。

正如方诀中所讲，血府逐瘀汤由当归、桃仁、生地黄、红花、赤芍等11味中草药组成，主要治疗由气血瘀滞引起的精神系统病症，如头痛、偏头痛、三叉神经痛、神经衰弱、脑血管病、癫痫等，以及心血管系统病症、消化系统病症、妇产科病症等。

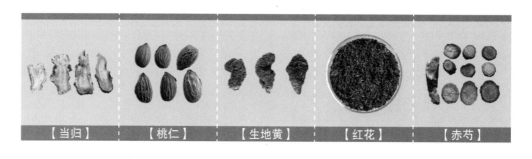

【当归】　【桃仁】　【生地黄】　【红花】　【赤芍】

是不是觉得血府逐瘀汤适用的范围相当广泛呢？没错，这都归功于它能够活血祛瘀、行气止痛。

气血是人体内气和血的统称，中医学认为，气与血各有其不同的作用而又相互依存，担当着营养脏器组织、维持生命活动的大任。

气在中医学上是个非常重要的概念，解释为："生命的原物质"产生的能量就是"气"，被视为人体的生长发育、脏腑运转、体内物质运输、传递和排泄的基本推动能源。俗话讲的"断气"表明一个机体的死亡，没了气就没了命，由此可见，气对于人体的重要性。因而，如果气在人体中出现运行不畅或结聚在内等状况就必然会引起诸如女性冬季容易手脚冰凉、月经时小腹胀痛、头晕、精神不振等症状。

而中医所讲的"血"则不同于西医概念上的"血"，中医上讲的血仅概括了血液中红细胞的功能。血在人体中是营养成分和氧气运输的载体，对人体有着很重要的滋养功能。血充足，则人的面色红润，精神饱满，活动灵活。因而中医上称"血为气之母"，又称"血能载气"。

博采众长之活血名方

血府逐瘀汤在桃红四物汤与四逆散的基础上发展而来，始见于《医宗金鉴》的桃红四物汤，又名加味四物汤，是以祛瘀为核心，辅以养血、行气的方剂。方中以强劲的破血之品桃仁、红花为主，力主活血化瘀；以甘温之熟地、当归滋阴补肝，养血调经；芍药养血和营，增强补血之力；川芎活血行气，调畅气血，以助活血之功。全方配伍得当，使瘀血祛、新血生、气机畅，化瘀生新是该方的显著特点。

四逆散由柴胡、枳实、芍药、炙甘草等药物组成，柴胡可疏肝解郁，升清阳；芍药养血敛阴，与柴胡同为臣药；佐药枳实行气散结，可增强疏畅气机之效；炙甘草缓急和中，又能调和诸药，故为使药。因而四逆散是疏肝解郁、调和肝脾的经方。

血府逐瘀汤在桃红四物汤和四逆散的基础上又配以开胸理气的桔梗和引血下行的牛膝，使得气血兼顾，活中寓养，升降同施，能促进气血运行，成为具有活血化瘀、行气止痛功效的名方。

【小贴士】　除了在气滞血瘀时及时用药物调节外，平时的饮食和生活习惯也尤为重要。平时应该多吃些富含优质蛋白质、微量元素、维生素和叶酸的营养食物，如红枣、核桃、鸡蛋、菠菜、木耳、虾仁、猪肝等，这些都是具有补血活血功效的健康食品。

解暑名方——藿香正气散

　　盛夏酷暑、热气熏蒸，人们外出活动增加的同时，各种细菌也肆无忌惮地活跃起来，因而，感冒、中暑、腹痛、腹泻成了夏季的常见病、多发病。所以，家庭常备藿香正气散，对防病治病有益处。

芳香药草，解暑名方

　　相传很久以前，深山里住着一户人家，哥哥与妹妹藿香相依为命。后来，哥哥娶亲后就在外从军，只剩下姑嫂二人在家里。姑嫂互相照顾，每天一起下地，一块儿操持家务，日子过得倒也安稳。有一年夏天，天气连日闷热潮湿，嫂子在地里干活时突然病倒，倦怠乏力，头痛恶心，藿香看嫂子十分难受的样子，就急忙把她扶到床上说："这恐怕是中暑了，咱家的后山上就有能治这种病的香味药草，我现在就去山上把它采来。"嫂子担心藿香一个人出门不便，劝她别去，藿香却全然不顾，执意独自进深山采药去。

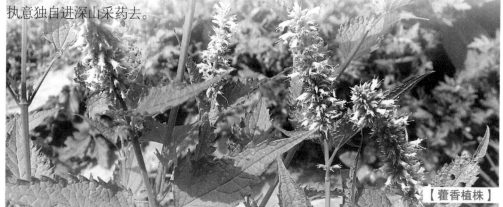

【藿香植株】

　　藿香一去就是一整天，直到半夜才跌跌撞撞回到家。只见她手里提着一小篼药草，两眼发直，精神萎靡，一进门便扑倒在地，瘫软一团。嫂子连忙下床将她扶坐床上，询问缘由，才知她在采药时，不慎被毒蛇咬伤了右脚，中了蛇毒。嫂子听后赶紧脱下霍香右脚的鞋袜，只见在霍香的脚面上有两排蛇咬的牙印，右脚又红又肿，连小腿也肿胀变粗了。嫂子一面惊叫，一面抱起霍香的右脚，准备用嘴从伤口处吮吸毒汁。但霍香因怕嫂子中毒，死活不肯。乡亲们听见嫂子的呼救便将郎中找来，却为时已晚，嫂子抱着霍香的尸体放声大哭。

后来，嫂子服用霍香采的药草，很快痊愈，并在乡亲们的帮助下埋葬了霍香。为牢记小姑之情，嫂子便把这种有香味的药草亲切地称为"霍香"，并让大家把它种植在房前屋后、地边路旁，以便随时采用。从此，"霍香"草的名声越传越广，治好了不少中暑的病人。因为是药草的缘故，久之，人们便在"霍"字头上加了一个"草"头，将"霍香"写成了"藿香"，沿用至今。

藿香正气散是由宋朝官方确定的成方，收录于《太平惠民和剂局方》中，方剂主要由藿香、苏叶、白芷等十多味中草药组成，有解表化湿、理气和中的功效，多用于治疗内伤湿滞所致的发热恶寒、头痛、胃痛、胸满、恶心、呕吐、腹泻等症。

中医认为，"正气"即"元气"，是生命之根本，指人体的功能活动（包括脏腑、经络、气血等功能）和抗病、康复能力等。人的元气不充足，就不能产生足够的抗体或免疫力去战胜疾病，也就是《素问·刺法论》中所讲的："正气存内，邪不可干。"由此可见元气对于人体健康的重要性。

藿香正气散以芳香化湿药为主，藿香祛暑解表，化湿和胃，是藿香正气散中的君药；臣药苏叶可发表、散寒、理气，对于治疗感冒风寒、恶寒发热、咳嗽、气喘、胸腹胀满等症效果极佳；臣药白芷祛风散寒，通窍止痛，消肿排脓，燥湿止带，可治疗风寒感冒、头痛、鼻塞、腹泻等症；三药合用，其解表化湿之功，相得益彰；再佐以厚朴、大腹皮祛湿消滞；半夏、陈皮理气和胃，降逆止呕；桔梗宣肺利膈；湿滞之成，由于脾不健运，脾运则湿可化，又佐以茯苓、白术、甘草、大枣益气健脾，以助运化。各药合用，使风寒得解而寒热除，气机通畅则胸膈舒，脾胃调和则吐泻止，因而外感风寒、内伤湿滞所致的恶寒发热、头痛、胸膈满闷、脘腹疼痛、恶心呕吐等症遇上藿香正气散自然是无所遁逃的了。

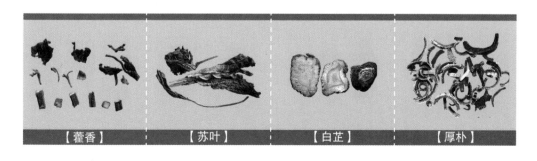

【藿香】　　　【苏叶】　　　【白芷】　　　【厚朴】

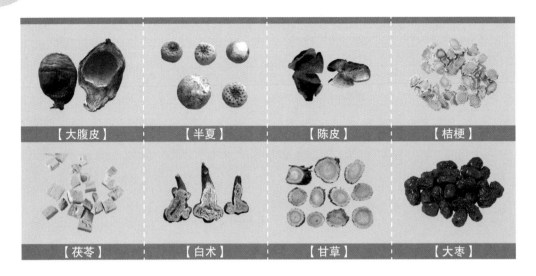

【大腹皮】　【半夏】　【陈皮】　【桔梗】
【茯苓】　【白术】　【甘草】　【大枣】

在夏季，中暑感冒时，藿香正气散是很多人的首选，因而藿香正气散也成了很多家庭药箱里的常备药。

功效广泛的经典老方

不过，中医药文化博大精深，十几味中草药组成的藿香正气散的功用也不仅仅局限于治疗中暑、风寒感冒等症状，生活中的很多小毛病都能用到它。

夏季是旅游出行的高峰季节，出门在外难免因水土不服而引起消化不良、恶心呕吐、腹痛腹泻等症状，但是，如果身上备有藿香正气散，就不会被水土不服影响出行的心情了！

另外，容易晕车晕船的朋友注意了，将藿香正气散用棉签直接涂在肚脐上，或将药液敷于肚脐内，对晕车晕船也有一定的预防作用。

还有，藿香正气散对于空调病、梅尼埃病、小儿消化不良、女性白带过多、蚊虫叮咬、湿疹等症也有帮助。

藿香正气散是传统中医药的经典老方，应用范围相当广泛，但主要还是用来理气祛湿散寒，而非目前不少人误认为的解暑特效药。中医认为，夏至之前的温热性疾病称为温病，夏至之后的温热性疾病称为中暑。两者的基本原因都是热毒入侵人体，从而导致发热等症状的出现。尤其中暑是因为暑热内侵，临床以高热、大量出汗、疲倦乏力为主要表现，严重的可能会出现虚脱。治疗应当以清热泻火、养阴解暑为主，而藿香正气类制剂具有辛温解表、散寒除湿的功效，属于温热药，根本不适合治疗中暑。只有那些体内以寒湿为主，同时又感受热邪，发热不明显，出汗不是很多的人才可以服用。

此外，夏季气候炎热，这时所得的感冒多属于风热感冒，不能再使用温热药，否则病情会加重。只有一向脾胃功能虚弱，或长期工作在潮湿的环境中，体内以寒湿为主的人才适用。这类人感冒时一般发热都不明显，通常症状是食欲不振、腹胀、舌苔白腻。部分因空调温度过低而导致的感冒也可以使用。

藿香正气类制剂用来治疗寒湿所导致的腹泻、呕吐等胃肠型感冒很见效。藿香正气类药品具有明显的燥湿作用，因此对于一些大便稀烂、无明显臭味的腹泻患者效果较好。若不能排除是细菌感染引起的腹泻，这时就建议找医生指导一下用药了。

不过，随着对藿香正气散功用主治认识的不断深入，其临床应用范围也不断扩大，在内、外、妇、儿、五官科等诸多疾病的治疗中均发挥着显著的疗效。在充分认识藿香正气散的基础上，在家中常备点藿香正气类制剂，对于防病治病还是大有益处的。

【小贴士】▶▶

随着科技的发展，现代人已经不用再忍受传统中药汤的奇怪味道了，藿香正气散也被加工成各种各样的剂型，如藿香正气水、藿香正气胶囊、藿香正气软胶囊、藿香正气颗粒等等，服用方便，起效迅速，居家必备。

需要注意的是，同是春夏季节较多见的风热型感冒，服用藿香正气胶囊是无效的。此类感冒为风热之邪侵犯人体，多表现为发热汗出、头痛目赤、口干咽痛及痰液黄稠等症状，对其治疗应该是清热解表、疏风散热，可选用银花、连翘、黄芩、薄荷等辛凉宣散之品。而藿香正气胶囊由辛温散寒的药物组成，因此，对风热型感冒的治疗效果不好。

藿香正气胶囊也不能用于发热患者、阴虚患者，如结核病、糖尿病、部分高血压患者，有出血倾向的患者也要慎重使用。风寒型感冒患者或热性体质的人也不宜选用藿香正气胶囊治疗。

提高胃动力——加味保和丸

年龄增长导致胃动力不足、本身肠胃不好、偶尔吃得过多、经常吃夜宵等原因都会造成食积，不仅会造成自己肠胃不适，而且对肠胃健康也带来很大威胁。怎样既能消食又能健胃，而且又没有副作用呢？一个清代古方，经过改良，来到了我们身边。

健脾胃的消食方法

中医药方是传统中医文化的智慧结晶和组成部分。中医药历经2000多年的历史积淀，很多药方在历史的长河中大浪淘沙，被历史湮没，而保存下来的很多药方也被后人用更科学的方法进行了更适合人体需要的改良。其中，最重要的方法就是对古方中的多味药材进行增加或者减少的改良。例如，用于治疗胃病的加味保和丸，就是这样得来的。

加味保和丸，它是在清代《古今医鉴》中记载的保和丸的基础上加减得来的。在古方中，保和丸的药方由莱菔子、茯苓、陈皮、厚朴、香附、山楂、六神曲、麦芽、法半夏九味药组成，能起到消食和胃的作用，多用于治疗急慢性胃炎、急慢性肠炎、消化不良等疾病。

加味保和丸就是在保和丸的基础上，去掉了莱菔子，加入了白术、枳实、枳壳这三味中药。加味保和丸的作用和保和丸相似，可健胃消食。但是，它消导（消食导滞）的力量稍减，理气的效果增强，还增加了健脾胃的作用。所以，加味保和丸适用于脾胃较虚而又有饮食积滞内停症状的人，或者食积时间较久，损伤了脾胃的患者。比较常见的症状是饮食不消化、胃部或腹部胀满、恶心、呕吐、厌食、泛酸水、腹痛、腹泻。

配伍严谨，水丸剂型

加味保和丸中大部分的中药材成分是具有健胃消食作用的。其中，山楂主要可以消肉类食物的积食，麦芽主要可以消米面谷类食物的积食，六神曲主要可以消酒类或者不新鲜食物的积食。这三味药是加味保和丸中的主药，一起用，就可以帮助各种积食的消化。

白术、茯苓、法半夏是加味保和丸中的辅药，可健脾化湿，以帮助消化。香附、厚朴、陈皮、枳实、枳壳通气消食理气，体内气通就达到消食的目的，共为佐使药。可见，加味保和丸的配伍相当严谨，主要用于饮食积滞、消化不良等症的治疗。

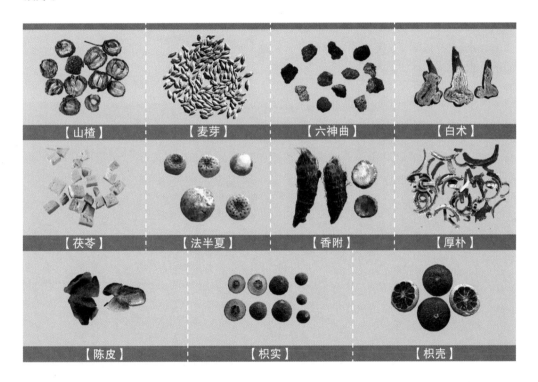

【山楂】	【麦芽】	【六神曲】	【白术】
【茯苓】	【法半夏】	【香附】	【厚朴】
【陈皮】	【枳实】	【枳壳】	

瞧瞧，这药丸在我们的肠胃做的工作可真不少啊，所以药丸制作的过程当然也不会简简单单了。

制作加味保和丸，第一步是将11味药材研磨成细粉。因为加味保和丸一般是制作成水丸，所以在制丸前要用冷开水将药物细粉润湿。药粉润湿后要进行混合，就是将药粉均匀地搅拌，使得药粉的药效也变得均一。炼药是很重要的一步，但是我们可不需要古时候的炼丹炉，而是用更加科学、快捷的方法进行炼药，目的是使药材的药效得到最大程度的发挥。等到炼药结束，湿的药粉变成了药坨，这时候就可以制作药丸啦。制作药丸的机器会先把药坨制成条状，再分成一个个药球，接着进行整型、抛光，圆润光滑的药丸就诞生了。

消化不良很常见，但仍需重视

消化不良是由胃动力障碍所引起的疾病，也包括胃蠕动不好的胃轻瘫和食道反流病。消化不良主要分为功能性消化不良和器质性消化不良。

功能性消化不良属于中医"脘痞"、"胃痛"、"嘈杂"等范畴。功能性消化不良的根源在于胃，涉及肝、脾等脏器，需要根据具体症状来选择药品，可以用健脾和胃、疏肝理气、消食导滞的方法来治疗。

器质性消化不良，经过检查可明确认定是由某器官病变而引起消化不良的症状，例如肝病、胆道疾病、胰腺疾病、糖尿病等。对于这些病人来说，治疗的时候主要针对病因治疗，辅助补充消化酶或者改善胃动力来缓解消化不良的症状。

所以，消化不良症状发生后应及时检查，首先要确认是否伴随其他疾病，判断消化不良的类型，并且找出病因。

引起消化不良的原因很多，包括胃和十二指肠部位的慢性炎症，使食管、胃、十二指肠的正常蠕动功能失调。患者的精神不好、长期闷闷不乐或突然受到猛烈的刺激等，均可引起消化不良。胃轻瘫则是由糖尿病、原发性神经性厌食和胃切除术所致。另外，老年人的消化功能减退，易受情绪的影响，有时食物稍粗糙或生冷，或食物过多、过油腻时，也可能诱发消化不良。

值得强调的是，一般在家中可以自我治疗的轻型消化不良，大都由于情绪不好、工作过于紧张、天寒受凉或多食不易消化食物所引起，仅有轻微的上腹不适、饱胀、烧心等症状。这时，不用太过慌张，只要稍加注意就可以调理过来。

【小贴士】▶▶ 服用加味保和丸期间，需注意饮食有节，饮食要清淡，不宜食油腻不易消化的食物，也不应进食生冷之品。加味保和丸性偏温燥，易于助阳生热，阴虚、体虚、热证者忌用。另外，最好在两餐之间服用加味保和丸，便于发挥它的最佳疗效。

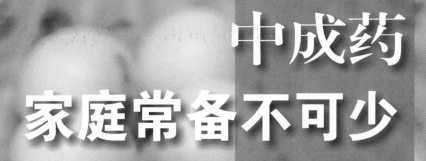

中成药
家庭常备不可少

◎黄氏响声丸
◎川贝枇杷胶囊
◎复方鲜竹沥液
◎复方瓜子金颗粒
◎黄芪生脉饮
◎复方丹参片
◎复方钩藤片
◎丹鹿通督片
◎坤宝丸
◎泰怡康胶囊
◎通络祛痛膏
◎百乐眠胶囊
◎健安平胶囊
◎金水宝金胶囊
◎蓝芩口服液
◎培元通脑胶囊
◎皮肤病血毒丸
◎清肺抑火丸
◎小儿疳积糖
◎益血膏

鸣蝉声声——黄氏响声丸

一剂有着300多年历史的古老药方，乾隆皇帝赞不绝口的妙药，却在成名后一日之间销声匿迹，其中有何内情？1984年，它尘封百年之后再次面世，又有何缘由？几百年历史的中医药方进入市场，将给人们的健康带来怎样的益处？当古方遇到现代技术，将碰撞出怎样的火花？本文将带您了解它的历史、它的传奇和它的重生，它就是国家中药重点保护品种——黄氏响声丸。

皇帝"代言"的一剂中药

众所周知，黄氏响声丸对治疗急慢性喉炎、声音嘶哑、咽喉肿痛有独特的疗效。而最初，让黄氏响声丸名扬天下的，是清代的两个人物：一个是江南名医黄世乔，他是黄氏响声丸的最早发明者；而另一个呢，是紫禁城的主人乾隆皇帝。传说乾隆下江南染上风寒，嗓子肿得几乎说不出话来，服用了一种叫黄氏响声散的药后，几乎是药到病除，乾隆不禁连连称赞："妙药！妙药！"

皇上无意间成了一剂中药的"形象代言人"。于是，黄世乔的曾孙黄应轩循着皇帝的足迹，不久就把药店开到了京城。但是，后来由于被同行陷害，黄应轩不得不逃离京城，南下无锡，从此隐姓埋名。黄氏响声散也令人遗憾地销声匿迹了。

一百年后面世的祖传药方

传奇总有着神妙的结局。黄氏响声散并没有失传，而是被黄氏后裔秘密保存了下来，最后的持方人是黄氏秘方的第九代传人：黄莘农。

20世纪80年代，一家位于无锡的药厂得知黄莘农就在无锡行医，便找到黄医师，希望他能把祖传药方贡献给社会，造福更多的人。然而，这个过程并不顺利。黄老女士在给与不给之间，也陷入了两难选择，给吧，有违祖训；不给吧，又觉得不妥。

黄莘农医师的矛盾并非不能理解。药厂负责人三顾茅庐，多次找到黄医师。1984 年，一直秘不外宣的黄氏秘方，终于揭开了神秘的面纱。

于是，在现代化的工厂里，曾经的黄氏响声散变成了今日的黄氏响声丸。从"散"到"丸"，变了的是外形、模样，而从没改变的是成分和疗效，这其中的奥妙，正是当初的那纸神秘药方。

对此，高级制药工程师、职业药师於江华女士说："药品的配方对药品的疗效是非常关键的，可以说黄氏响声丸是标本兼治，比如它的薄荷疏风清热，浙贝母清热化痰，共为君药。蝉衣、胖大海、薄荷脑、连翘、儿茶、桔梗共为臣药。川芎作为佐药，甘草作为使药。整个处方配合起来达到了一个非常好的治疗效果。"

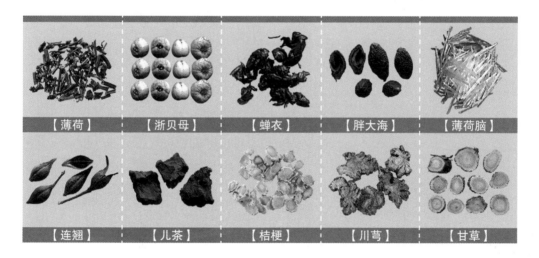

| 【薄荷】 | 【浙贝母】 | 【蝉衣】 | 【胖大海】 | 【薄荷脑】 |
| 【连翘】 | 【儿茶】 | 【桔梗】 | 【川芎】 | 【甘草】 |

取鸣蝉之衣治咽痛音哑

正像黄氏响声丸的出身一样，君、臣、佐、使，不仅标定着每味药的分配比例，更重要的是象征着每味药的药理作用。黄氏响声丸共由 12 味中药组成，其中的绝大部分都十分普通，唯有一种有些特殊，这就是蝉衣。

蝉衣是蝉科的昆虫黑蚱的幼虫羽化时脱落的皮壳，只能在夏、秋两季收集。蝉衣是一种常用中药，《本草纲目》中早有记载。由于其抗惊厥、解热、透疹作用明显，所以在现代临床上常用于外感风热、咳嗽音哑、麻疹透发不畅、风疹瘙痒等病症的治疗。从鸣蝉的"蝉衣"，到黄氏响声丸的"响声"，不能不让人感叹中药天人合一的造化。

炮制药材是生产所有中成药的第一步。药材炮制不外乎是把药材通过净制、切制、炮制处理，不同的药物，炮制方法是不一样的，切成段，切成片，有的还需要炒，有的需要炖。黄氏响声丸的炮制和其他的中药方不同，有着更加独特的方式。

传承酒炙大黄、手工炮制的独特方法

对于黄氏响声丸来说，既然是一直秘不外宣的黄氏秘方，自然有其保密的生产流程，药材的独特炮制就是其中的一个重要环节。在黄氏响声丸的配方中，担任臣药的大黄具有攻积滞、清湿热、泻火的功效。通常大黄在入药时，被制成生大黄、熟大黄以及大黄炭。可是，黄氏响声丸中的大黄却需要被酒炙。酒炙大黄并不是酒炒大黄，而是把大黄和黄酒拌匀，等黄酒都被大黄"喝掉"之后，再把大黄用文火炒干，经过酒炙的大黄，其清热解毒的功效比生大黄更胜一筹。

黄氏响声丸之所以是流传几百年的名药，和它炮制的独特性有关。於江华女士告诉我们，药材是以原药材的形式购进，然后通过一个具有老药工传承的技术，以及对药材和药性非常了解的员工队伍来进行药材的炮制。另外，也有一些专业的设备来辅助，为药材的炮制做硬件的支持。通过精心的炮制以后，可以使它的药性得到最佳的保持。

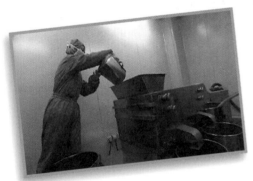

制成黄氏响声丸的药材在处理过程中，先将蝉蜕、桔梗、连翘等5味药倒进提取罐，这个大型的提取罐就相当于一个煎药的药罐。在这里，药材反复煎煮，精华将全部提炼出来并形成药液。经过过滤浓缩，药液变成了浸膏。

借助现代的精密仪器和先进设备

在另一个车间，将浙贝母、儿茶、大黄等6味药进行粉碎，磨成符合要求的粗粉。为了避免粉末再次结块，药材粉碎时一般都会混合粉碎。经过混合干燥后的粗粉和浸膏要进行再次粉碎，和粗粉碎相比，我们可以称它为细粉碎。在这里，这些大的结块将变成细粉，除了精密的仪器，我们再也不会分辨出它们谁是谁。

在制丸之前，药厂还需要将所有的细粉进行一次总混，这样它们才会混合得更加均匀。

那以前没有这样先进设备的时候，药材怎么进行总混呢？於江华说："在过去，我们生产设备相对落后，没有最终制丸前药粉混合的设备，所以是经过人工混合，打成细粉，再进行制丸。现在有了大型的混合设备，能够一次性将细粉充分混合。

通过验证达到一个均一的状态，这样每一丸药的含量和成分也都达到均一的状态，使药品的疗效相同。"

混合后的药粉接下来是什么命运呢？我们从黄氏响声丸的炭衣丸身上来找答案吧。制丸之前我们需要把药粉进行合坨。与蜜丸不同，炭衣丸合坨用的黏合剂不是蜂蜜而是水。将混合均匀的药坨放入料盘里，药料逐渐进入料箱内，在炼药机的作用下，药坨只是改变了原来的密度，黏性变得更大。

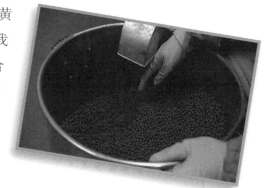

继承传统、历久弥新的黄氏响声丸

黄氏响声丸由煎剂变成后来的冲剂，再到现在的丸剂，它的一次次变身让我们服用起来也更加方便。不仅是服用的方式，它的药效也是历久弥新，在处方剂型上得到了突破。於江华说，黄老医师首先在配方上动脑筋，在原处方的基础上添加了针对性比较强的几味药，从而使新处方的药效更加明显。另外，在剂型上也有变化，原来是煎药，一开就是三付，服用起来非常不方便。后来，黄老医师先把它改成冲剂、散剂，最后通过我们的共同努力把它制成了丸剂。

为了防止丸粒黏连在一起，我们需要及时对丸粒进行干燥，不过，干燥之前还需要给这些丸粒化妆，在这大转锅里经过互相摩擦，本来灰头土脸的丸粒也变得光鲜靓丽了。

此时，是到了该给黄氏响声丸包衣的时候了，您可要看仔细了，黄氏响声丸的包衣可是有区别的。黄氏响声丸有炭衣丸和糖衣丸两种，它们在外包装上有明显的区别。一个画着小熊，显得很卡通，没错，这正是为小朋友准备的，包着糖衣的黄氏响声丸是用蔗糖、明胶、虫白蜡再加少许滑石粉制成的。经过糖衣的包裹，它吃起来味道是甜的，对不喜欢吃药的小朋友来说也是充满诱惑力的。

而包炭衣的黄氏响声丸是用药用炭作为包衣材料，可以降低药物对胃肠道的刺激，同时，药用炭还对肠胃内的有害物质有良好的吸附作用。它可以提高药物的稳定性，防止药物氧化、变质或挥发，还能防止药物受潮，改善丸粒外观，让其变得更漂亮。

这个看似简单的操作工序其实是非常复杂而且富有技巧的，怎样才能让丸粒的衣服穿得既厚度适中又漂亮呢？黄氏响声丸是由中药生产出来的，中药纤维比较多，表面毛糙，所以我们采取打光的方法来弥补这个缺陷。这个工序看起来比较简单，但是操作起来有一定的难度，关键的问题就是把加料的时间控制好，在什么时间加什么料，在一定的时间加什么料，在时间上一定要控制好，如果错过了时间，做出来的产品就没有那么美观好看了。

我们都知道，在吃中药期间，忌口是一个十分重要的原则，这也是为了保证药物更好地被肠胃吸收，保证药性能彻底发挥。黄氏响声丸的主要成分同样以中药材为主，所以，在服用黄氏响声丸的时候，我们也要管好自己的嘴巴，服药期间不要吃辛辣、鱼腥的食物。

长得像糖豆的黄氏响声丸很受宝宝们的喜爱，可它毕竟是穿着糖衣的药丸，需要按照说明书服用，不能服用过量，家长一定要做好监护工作。为了宝宝的健康，准妈妈们最好问过医生再去选择用药。

【小贴士】▶▶ 不宜在服药期间同时服用温补性中成药；凡声嘶、咽痛，兼见恶寒发热、鼻流清涕等外感风寒者慎用；对本药过敏者禁用，过敏体质者慎用；胃寒便溏者慎用；孕妇慎用；声哑、咽痛，同时伴有心悸、胸闷、咳嗽气喘、痰中带血等症状，或服药 10 天后症状无改善的病人应及时去医院就诊。

最方便的止咳办法——川贝枇杷胶囊

感冒、着凉、发炎，人就会咳嗽，这在生活中难免会遇到。有一个良方从清朝开始就成为人们止咳润肺的首选——川贝加枇杷。川贝和枇杷是什么中药呢？川贝枇杷胶囊是如何制作出来的呢？每个咳嗽的人都可以吃吗？这一切都将在下面找到答案。

名贵中药配上寻常水果

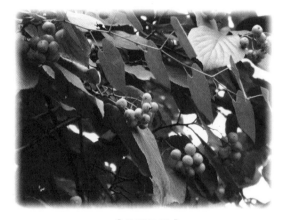

【枇杷植株】

川贝母算得上是中药里止咳药中的奢侈品了，应用历史悠久。贝母始载于东汉时期的《神农本草经》，列入中品。清朝《本草纲目拾遗》始将浙贝母与川贝母明确分开。川贝母为贵重药材之一，又称尖贝，不仅包括质优的川贝母，而且泛指多种尖形小粒的贝母。川贝母具有清热润肺、化痰止咳的功效，疗效卓著，驰名中外。

再来看看枇杷，种植已有3000多年的历史，在南方，枇杷树到处都有，吃枇杷果，味道当然不错！不过，药用才是枇杷最有价值的地方。咳嗽的话，采一把枇杷叶，将其晒干，泡一杯当茶饮也能止咳。

苏东坡在惠州时，就有"罗浮山下四时春，卢橘杨梅次第新"的物候观感。他说，每年春天卢橘先熟，然后是杨梅。诗中的卢橘即是枇杷。那为什么本来的"卢橘"后来叫成"枇杷"了呢？据宋代《本草衍义》记载："枇杷叶，形似琵琶，故名。"所以在古代，枇杷和乐器琵琶两名通用，误出不少趣闻。传说明代大画家沈石田某天收到友人送来的一盒枇杷，并附来一信，信中把"枇杷"写成"琵琶"。

沈先生在复函答谢时写道："承惠琵琶，开奁骇甚！听之无声，食之有味。"这位友人看了回信自感羞愧，随作打油诗一首以自嘲："枇杷不是此琵琶，怨恨当年识字差。若是琵琶能结果，满城箫管（乐器）尽开花。"

如果把川贝母和不起眼的枇杷叶放在一起，会是什么呢？当然就是它——双倍功效的川贝枇杷胶囊。川贝枇杷胶囊萃取川贝母、枇杷叶、桔梗的精华，不仅能止咳，还能养肺、清肺，用于风热犯肺、内郁化火所致的咳嗽痰黄或吐痰不爽、咽喉肿痛、胸闷胀痛、感冒咳嗽及慢性支气管炎见上述证候者。

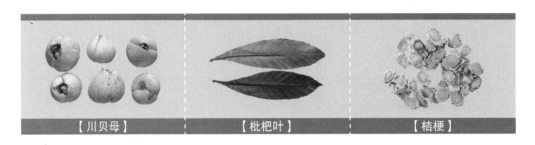

【川贝母】　　　　　【枇杷叶】　　　　　【桔梗】

复杂有序的制药工艺

川贝母和枇杷树的叶子是如何通过生产流水线走到一起的呢？第一步当然是将几种药材分别粉碎、研磨成细粉。也只有细粉可以直接入药。原因很简单，就是容易吸收。

枇杷叶和桔梗粗头要在提取罐里进行浸泡、煎煮。我们在家里煎煮中药，最担心的是药被煎煳了。不过，在现代化的中药煎煮车间里，这个问题根本不会存在。火候和时间是经过严格设定的，反复煎煮，直到把药性完全提炼出来。煎煮好的药液要在另一个房间静置一天，过程很漫长，对于药液，这一天的生活很惬意。就让时间去沉淀它不该有的物质吧。

到了进入下一个程序的时候了，通过管道，煎煮完成的药水涌进浓缩罐，浓缩罐看起来跟刚才的煎煮罐没什么不同，不过在功能上却有很大的区别，它是负责药水浓缩的。在这个过程里，药水中不该有的、多余的物质都会一并去除。也是在这里，川贝枇杷胶囊形成了浸膏——一种看上去很神秘、棕褐色的药膏。

好了，抓紧时间进搅拌机吧。这时候，研磨好的川贝母粉和桔梗粉就该现身了。加入足够的粉和适量的浸膏，开始搅拌，目的是将其变成柔软的湿粉状，工人称它为"软材"。软材通过筛网变成湿的颗粒，不过，想让颗粒均匀一致，那就得反复来上几次。

湿润的药丸总是不方便携带的，没问题，有颗粒干燥机。干燥床上，颗粒正在经受高温的考验。当然，更少不了翻江倒海的翻滚。这也是至关重要的一步，每一粒都形成相同的药性，同时具有同等的身材，确保了病人用药的计量。

胶囊形成的后续工作

标准的颗粒现在可以灌装胶囊了吧？不，还没到时候。还要添加杏仁香精、薄荷脑、淀粉，它们可以增强川贝枇杷胶囊的疗效。

在灌装车间，一排排机器忙碌地工作着，胶囊即将成型。在一半胶囊里注入药，再盖上另一半，一切都在瞬间完成，胶囊总算做好了。

出厂前最后的工序自然是包装。胶囊来到透明的小药箱，旋转的齿轮把胶囊推进凹槽。总有被遗漏的那一个，那么，这个过程就需要工人监督和代劳了，他们会给空的凹槽放入胶囊，保证每板胶囊完整无缺。

最后，还会有一项专门的工序将承载胶囊的 PVC 薄膜和 PTP 铝箔紧密地熨烫在一起。为了安全起见，边缘还要再来一遍，裁剪成每板 12 粒的标准，然后每两板加一个塑料包装袋，以便更好地保存药品。

【小贴士】▶▶

川贝冰糖炖雪梨

功效：清热、化痰、润肺，对于经常吸烟、呼吸系统疾病患者尤其适合。

原料：梨、冰糖、枸杞子、川贝粉。

做法：首先，把梨削去皮，用小刀去掉上层约 1/5 的顶部，挖去梨核，注意不要挖透底部；把雪梨清理干净后放入冰糖、枸杞子和川贝粉，添加白开水（约梨的一半就可以，蒸的时候还会渗出水分）；上锅蒸 1~1.5 小时，如果用高压锅，时间可适当缩短些。

【枸杞子】

竹子的秘密——复方鲜竹沥液

药圣李时珍曾经用一句评价极高的话来形容一种植物，他说："炎家之圣剂，大热之仙品。"究竟是什么样的植物让他给出了这样的赞誉呢？难道像传说中的天山雪莲、灵芝仙草一般稀有罕见吗？其实不然，它就是我们身边最普通不过的植物——竹。

在我们身边的清热良药

饭桌上的竹筷，书桌上的毛笔，床上的竹凉席，甚至笔记本电脑的竹制外壳，竹子是中国人最日常也最飘逸的食材、用材以及药材。竹子烤制后的汁液即鲜竹沥，可清热、豁痰、润燥、止渴。《本草纲目》上就有这味药。上火吗？嗓子疼？来一瓶鲜竹沥液，那很方便。烤制鲜竹沥是项传统的技艺，不过，大家知道那一片清新的绿色是如何成为现代口服液的吗？本文将和你一起来探究林中鲜竹是怎么变身为药液的。

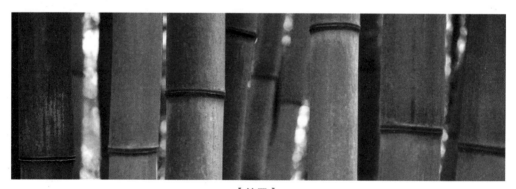

【竹子】

从竹子到中药鲜竹沥液

用竹子烤制竹沥，这是工人们需要做的第一步。它是一项十分古老和奢华的传统工艺，说它古老是因为自古就有，在清代就有郑板桥烤制竹沥为父亲治病的典故，而说它奢华，则是因为整个烤制的过程是纯手工完成，这在习惯机械化流水线作业的现代是很少见的。

首先，将鲜竹杆截成 30~50 厘米长，两端去节，劈开，架起，中部用火烤之，两端即有液汁流出，此时以器盛之，便得到最初的鲜竹沥原液了。此时的鲜竹沥原液为青黄色或黄棕色液汁，透明，具焦香气。以色泽透明，无杂质者为佳。接着，要经过技术人员的检验，确认合格后才能进入现代化的生产流水线。

暂时离开故事的主角——竹子，在我们通常喝到的复方鲜竹沥液中，还有不少成分是不可少的，例如鱼腥草、生半夏、生姜、枇杷叶、桔梗和薄荷油等。

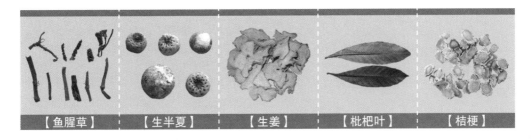

【鱼腥草】　【生半夏】　【生姜】　【枇杷叶】　【桔梗】

首先，需要对这些天然草本植物进行处理，方便后面的熬制。准备妥当的草药，被投入巨大的不锈钢筒进行熬制，制药级的纯水也会通过管道注入熬药筒。

其中的一个药筒，是特别用来熬制鱼腥草的。鱼腥草产于我国长江流域以南各省，全株有腥臭味，其性微寒，具有清热解毒、利尿通淋的功能，为临床治疗肺部炎症病变之要药。

平时，我们总是以有益健康的名义忍受饭桌上鱼腥草的奇怪味道，但在这里，它的最终提取物除了药效之外，具有一种真正的芳香味道。

接下来是火候的掌握，以及一点点耐心。熬制并且提纯好的药水，称为浸膏。通过管道，浸膏被输送到浓配罐。核对无误的鲜竹沥原液，最终和其他有效成分配比混合。混合药液通过管道进入安全级别更高的生产车间，在稀配罐中再次过滤，并加入纯化水，配置成宜于饮用的口服液。

"保持新鲜" 的现代化保存手段

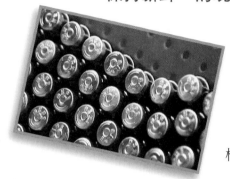

与此同时，在无菌车间的另外一个房间，几十万个口服液空瓶，正在通过传送带，经过两次水洗的清洗过程，最后烘干。瓶子倒立，避免异物进入或者留在瓶里。配制好的复方鲜竹沥液，在这里和口服液瓶汇合了。封装之后的口服液，与外界空气隔绝。这样现代化的保存手段，会让古人羡慕和嫉妒吧。

封装之后，总有一点点药液在灌装的时候会黏在瓶外。所以，工人们会打开出水的设备，在上面喷洒一点纯净水，稀释冲淡一下瓶外的残留物。这样，千军万马就不会在传送带上黏连在一起而造成堵车啦。

封装好的口服液，如同穿上了一身盔甲，可以从无菌暖房出来，准备战斗啦。噢，不，还得进一次小黑屋，在105℃的杀菌室里度过半个小时，安全第一嘛。不过温度不会太高，时间不会太久，这样才利于有效成分保持活性。机器的速度会更快，但准确度仍然比不上专业的质检员。这是现代鲜竹沥液生产中最奢华的全手工程序。

消毒完毕的鲜竹沥口服液，还需要接受质检员的直接面试，看一看里面是否还有固体残留物。瓶体的细微裂痕当然也是不可原谅的。最终，合格的产品进入包装流水线，仍然带着药液热度的瓶装口服液，被贴上标签，附上说明书，入盒、装箱。

这一批竹子熬制的现代口服液，经过最后的一段旅程，目的地是哪里呢？怎么，觉得不够飘逸？那我们去空山寻找大侠在竹林中的身姿吧，不过，在离开这烟火气浓重的城市之前，还是带上一盒鲜竹沥液吧。

【小贴士】▶▶ 服用复方鲜竹沥液要严格按用法、用量服用，不宜长期服用，服用时需忌烟、酒及辛辣、生冷、油腻食物，并且不宜在服药期间同时服用滋补性中药。对于风寒咳嗽者并不适用，而糖尿病患者和有高血压、心脏病、肝病、肾病等慢性病严重者，以及儿童、孕妇、哺乳期妇女、年老体弱及脾虚便溏者，应在医师的指导下服用，过敏体质者慎用。服药期间，若患者体温超过38.5℃，或出现喘促气急者，或咳嗽加重、痰量明显增多者，应去医院就诊。而服药3天症状无缓解者，也应去医院就诊。如正在使用其他药品，使用本药前请咨询医师或药师。

清热利咽之品——复方瓜子金颗粒

在我国南方地区有一种很常见的植物，它生长于山坡草丛中，甚至路边都有它的影子。尽管不起眼，但它有个很美的名字，叫做"辰砂草"，不过更多的人听过的是它另外一个名字——瓜子金。虽然名字里有瓜子，其实它和我们平时吃的葵花籽可没什么关系，而是货真价实的中药材，可以祛痰止咳，活血消肿，解毒止痛。

寻常的植物，不寻常的药材

据清代植物学专著《植物名实图考》中记载："瓜子金，江西、湖南多有之，高四五寸，长根短茎，数茎为丛，叶如瓜子而长，唯有直纹一线，叶间开小圆紫花，中有紫蕊。"这里描述的就是瓜子金的植物形态了，通常人们会在夏、秋两季采集瓜子金，然后洗净晒干，制成药材。

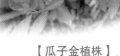

【瓜子金植株】

瓜子金虽然在南方很常见，不过这普通的植物在药用上可一点也不普通。咳嗽、痰多、慢性咽喉炎，甚至在古代，人们出现跌打扭伤、虫蛇叮咬，都会拿瓜子金来试试疗效。而现在的复方瓜子金颗粒，就是由瓜子金为主要药材制成，多用于风热型急性咽炎、痰热型慢性咽炎急性发作及其他上呼吸道感染等。

不同于古代的高科技制作过程

复方瓜子金颗粒既然被称作"复方"，那绝对就有战友。大青叶、野菊花、海金沙、白花蛇舌草、紫花地丁，这些战友聚集在一起，团结起来，就会达到利咽清

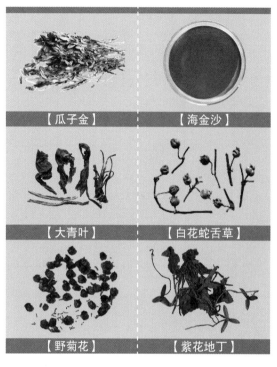

【瓜子金】 【海金沙】

【大青叶】 【白花蛇舌草】

【野菊花】 【紫花地丁】

热、散结止痛、祛痰止咳的效果。经过清洗的瓜子金和那几位战友，需要放入提取罐中浸泡、煎煮。这个过程可有点受煎熬，操作的步骤虽然不多，但很漫长。煎煮的火候、时间，还有煎煮的次数，都需要恰到好处，一点也马虎不得。

接下来的过程就有点神秘了，说它神秘是因为一切都是在黑暗中进行的。煎煮后的药液通过复杂的、全封闭的管道，进入油水分离机，药液要在这个专业设备里进行油水分离，从外面什么都看不到，工厂的专业设备总是给我们提供了一点遐想的空间。

俗话说，浓缩的才是精华，到了这个时候，药液开始浓缩，浓缩的目标是达到特定的密度。不过，它的样子不会变化太大，只是浓稠了一点。浓缩后的药液要进行最后的减压浓缩，成为浸膏，在室温中，它呈蜡状固态。这是一次脱胎换骨的过程，修成正果之前，总是要经历痛苦的。到了这一步，复方瓜子金颗粒的本来面貌就形成了。当然，这一切都要在高等无菌车间中进行。

为了人们服用更加方便，要把浸膏变成颗粒。当然，口感是一定需要讲究的，那就再来点糖。剩下的过程就是不断地搅拌，直到搅拌成一种柔软的材料为止。

接下来，要将柔软的材料分离，这一步是要把它们挤压成一样的身材，形成最初的颗粒。然后，潮湿的颗粒会被放置到干燥床上，上面的温度比人体温度高两倍多，经历 25 分钟的酷热，就形成干燥的颗粒了。

【小贴士】 复方瓜子金颗粒的功能是清热利咽，散结止痛，祛痰止咳。适用于风热袭肺或痰热壅肺所致的咽部红肿、咽痛、发热、咳嗽，以及急性咽炎、慢性咽炎急性发作及上呼吸道感染见上述证候者。

补药之长——黄芪生脉饮

　　"春草明年绿，王孙归不归？"这是唐代大诗人王维的《送别》，这句诗里可藏着秘密呢。其中的"王孙"并非指人，而是一味古老中药的别称，它的名字就是——黄芪。黄芪还有另外一个名字，叫"黄耆"，"耆"是长者的意思。而作为中药，黄芪更是被李时珍称为补气中药的"长者"。民间甚至流传着这样一句顺口溜："常喝黄芪粥，人老无病忧。"

益气固表的"北方仙草"

　　黄芪盛产于我国北方，又名"北芪"。它的药用历史迄今已有2000多年，始见于汉墓马王堆出土的帛书《五十二病方》，《神农本草经》列为上品。我国著名学者、新文化运动代表人物之一的胡适先生，生前曾与黄芪结下过一段不解之缘。那是在1920年秋天，他因得病吃了不少西药，总不见好转，后经名医陆仲安先生诊治，以黄芪为主药医好了。从那时起，胡适先生便对黄

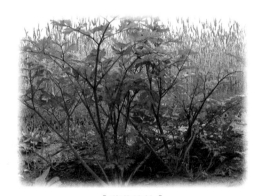

【黄芪植株】

芪有了比较透彻的了解。中年以后，胡适渐感身体疲惫，力不从心，便常用黄芪泡水饮用，特别是在讲课之前，总要先呷几口黄芪水，以致精力倍增，讲起话来声如洪钟。胡适当时把这个诀窍告诉了周围的人，也使他们受益匪浅。如今，我们也可以学学当年的胡适先生，让黄芪为我们的健康保驾护航。

由古方生脉散演化而来的强心灵剂

　　黄芪入药的是黄芪藏在地下的根，看起来有一些人参的模样。而在补气血方

面，黄芪的黄金搭档就是党参。它们两个放在一起会是什么呢？就是它——能强强联合、有双倍功效的、以补气血为主的黄芪生脉饮。

尽管黄芪、党参的名气更大一些，不过，在提取罐里可不只这两味药，麦冬、五味子的精华会和黄芪、党参一起，被长时间地煎煮，这个漫长的过程还需要重复两次，直到把药性完全提炼出来。

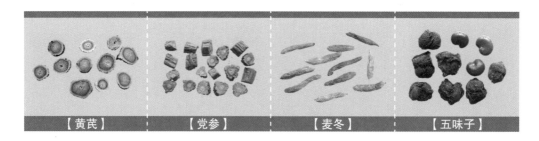

【黄芪】　【党参】　【麦冬】　【五味子】

药液总是会混合着不少杂质，没问题，管道会负责把提炼出的药水送进油水分离机，让药液更加纯净。要想获得精华，过程自然就不能太简单了，在薄膜蒸发浓缩罐里，需要反复来上几次。药液经过它继续提纯浓缩，温度很高，不过，它们在一步步接近目标，离成为我们需要的好药已经不远了。

在做成药饮之前，需要先形成浸膏，这个环节是不能少的。浓配罐是安全级别更高的一个生产车间，它做的就是再浓缩，把药水再提纯，以便和其他有效成分配比混合。药的效果到这个环节已经完全 OK 了，到稀配罐里，只需要再来点纯化水，浸膏被再次化解成了药液，一番稀释之后，口感润滑的黄芪生脉饮口服液就"酿造"而成了。

卫生无菌的成品之路

在专业机械上，几十万个空口服液瓶将排队等待清洗，先是温柔地浸泡，再到激烈地搓洗。之后，空瓶按部就班地缓缓走出"澡堂"，爬上了传送带，进入集体烘干。

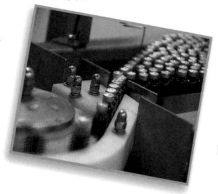

这时候药水和空瓶就可以会合了。压力推着药水跑进瓶子，而瓶子就以立正的姿态等待灌轧，灌轧管悠闲自得、毫无差错地给瓶子注满药水，加上盖子。因为总有反应迟钝的药液被抛在瓶外，到了传送带，药液发挥黏性，就会造成整个路段的瘫痪。所以，会有专门的设施喷洒清水，起到稀释、润滑传送带的作用。

装了瓶的口服液就像有了护身符，可以放心走出无菌房。最后，还有很重要的一步——灭菌。我们的黄芪生脉饮要在灭菌房里待上半个小时，还好，温度不是很高，时间不会太久，使有效成分保持活性。

你能喝到的黄芪生脉饮绝对算得上是经过奢华的手工制造，因为有着全人工质检过程。每一支都要跟质检员的一双眼睛正面对峙。有杂质、瓶体有细小裂痕的，都要被扣留。合格的口服液，集体洗个澡，烘干。然后送上传送带，贴上标签，工人附上说明，入盒，装箱。

黄芪是可以直接煎药、煲汤、泡水的，不过，比起简单、方便地来一瓶黄芪生脉饮，还是复杂了许多。

【小贴士】▶▶

日常生活中，取生黄芪15克、大枣10枚，用开水冲泡饮用，能增强体质，有预防感冒的作用，适用于体质虚弱、易患感冒者。

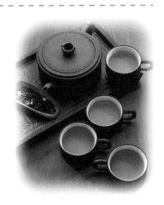

黄芪虽是一味很好的强壮补益药，但其性温，补气升阳，易于助火，又能止汗，故有感冒发热、胸腹满闷等症者，不宜服用黄芪；如患有肺结核，有发热、口干唇燥、咯血等症状者，不宜单独服用黄芪；痈疽初起或溃后热毒尚盛等证，均不宜服用黄芪。此外，有研究表明，黄芪可使染色体畸变率和细胞微核率明显增高，故孕妇不宜长期大量服用。

感冒后的恢复期可口服黄芪生脉饮两天，以帮助身体恢复元气。感冒药可以缓解感冒症状，而感冒时鼻塞、流鼻涕、发热、头痛、四肢酸痛等症状一般只持续3~7天，此时用感冒药对症。但在感冒后人体还会有2~3天的"恢复期"，此时虽然"感到体虚"，但吃感冒药不仅不起作用，还可能因药物的发汗作用，令身体虚上加虚。此时口服黄芪生脉饮，可令人舒服很多。

女性健康的守护者——复方丹参片

它没有人参那么稀有珍贵，在很多地区的山坡林间都能找到它的影子。但它开着紫色美丽的花，更有个美丽的名字叫"丹心"。它能活血调经，祛瘀止痛，是古代女子身体健康的守护者——丹参。在现代，通过增加其他几味中药组成的复方丹参片则有了更重要的作用。

渡险水过鬼门，取丹心救母亲

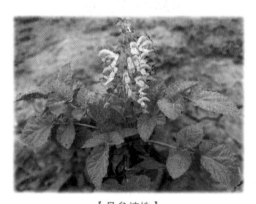

【丹参植株】

说起人参，恐怕没有不知道的，那是"百草之王"。不过，咱们今天说的是它——丹参。它最初的名字叫做"丹心"，这来自一个感人的传说。

相传很久以前，东海岸边的一个渔村里住着一个叫阿明的青年。阿明自幼在风浪中长大，水性极好。有一年，阿明的母亲患了妇科病，经常崩漏下血，请了很多大夫都未治愈，阿明甚是一筹莫展。正当此时，有人说东海中有个无名岛，岛上生长着一种花开紫蓝色、根呈红色的神草，以这种药草的根煎汤内服，就能治愈其母亲的病。阿明听后，喜出望外，决定去无名岛采药。但是，去无名岛的海路不但暗礁林立，而且水流湍急，欲上岛者十有九死，犹如过"鬼门关"。但病不宜迟，阿明救母心切，毅然决定出海上岛采药。

第二天，阿明就驾船出海了。他凭着高超的水性和坚强的意志，绕过了一个个暗礁，冲过了一个个激流险滩，终于闯过"鬼门关"，顺利登上了无名岛。上岸后，他四处寻找那种开着紫蓝色花、根是红色的药草。每找到一棵，便赶快挖出其根，不一会儿就挖了一大捆。返回渔村后，阿明每日按时侍奉母亲服药，母亲的病很快就痊愈了。感于他的孝心，人们便给这种根红的药草取名"丹心"，也就是咱们现在所说的丹参。

活血化瘀、理气止痛的"金三角"

丹参在我国医疗上的应用历史悠久，功效甚广。中医学认为，丹参能通血脉，功擅活血化瘀，故俗称"一味丹参抵四物"。这里的"四物"指的是由当归、川芎、白芍、熟地四味药配制而成四物汤。现代医学研究表明，丹参通脉养血，活血化瘀，调经血，可治疗妇女月经不调、闭经、产后瘀滞腹痛以及肢体疼痛等症。因为丹参有扩张冠状动脉、增加冠状动脉血流量、减慢心率、改善心肌缺氧之功效，所以也常用于治疗冠心病、心绞痛、胸闷、心悸等症。丹参能改善肝功能，有降低血糖的作用，还有凉血作用，又能养血安神，补心定志，起到镇静和安定的作用，可除心烦，用于高热、烦躁不安。

与直接煎煮中药材服用不同，现代医药研究人员制作了以另一种方式存在的丹参——复方丹参片。对于复方丹参片，有心绞痛、冠心病等心脏疾病的患者一定不会陌生。它能活血化瘀，理气止痛，可有效改善气滞血瘀所致的胸痹、胸闷、心前区刺痛。

既然是复方，那么只有丹参一味药还是不够的，还要配上三七和冰片，可不要小瞧这三味药，它们合在一起就是名副其实的"金三角"。

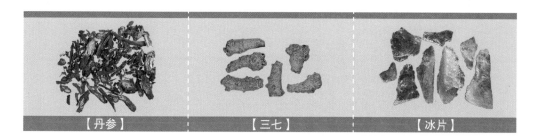

【丹参】　　　　　【三七】　　　　　【冰片】

在制药车间，丹参和三七会被煎煮干燥，然后倒入专门的药罐。当药粉从罐中再出来的时候已经成了干燥好的颗粒。这时候，也该去寻找金三角的那一角了！相较于前面两位成员，冰片则有些娇贵。它耐不得高温，得特殊对待，所以将用更长的时间进行干燥。块状颗粒的冰片干燥结束后会在药罐中与丹参、三七的颗粒混合。

冒死取药的少年一定不会想到，他当年为治母亲月经不调采回的神草会成为治疗心脏疾病的良药。更不会想到这种神草通过现代技术会被制成一片片的药片吧。

机械化生产和手工作业相辅相成

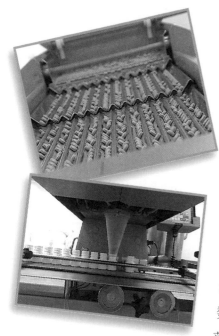

煎煮药材、提取精华、做成颗粒，这些过程是很多中成药的必备工序。最后，通过压片机的旋转，借助上下压力，一粒粒的颗粒就变成了一片片的药片。只是压成片状是不行的，还要保证药片的完美无缺，压片机自带的压片曲线会将废片自动剔除。然后还得称个体重，片重符合国家标准了才算真正的完美。

药片压好了，就该给药片穿件外衣了，既美观又不会让人们在吃药时难以下咽。这时候就需要一些专业机械了，给药片穿外衣用的是看起来很像是玩具水枪的机械，不过，它可不是普通的水枪，而且喷出来的也不是水，是欧巴代。虽然可能很少有人听说过欧巴代，但大多数人一定都见过它。欧巴代就是药片表面那层五颜六色的薄膜，是一种中西药丸都在采用的包衣技术，其先进的操作特性在全水包衣系统中有着无可替代的地位，在使用中极其方便。

欧巴代一般分为胃溶型和肠溶型两种。包衣太厚太薄都不行，工作人员一般是用称体重的方法来确定包衣的厚度。现代化的生产车间也会有手工作业？这在复方丹参片的生产流水线中是独一无二的。药片的重量直接关系药剂的含量，真空吸入颗粒时，压强的不稳定会造成片重的改变，这对药厂来说是绝对不允许的。

复方丹参片是心绞痛、高血压患者的益友，不过，这位好朋友也有给您添麻烦的时候。长期服用可能会出现缺钾症状，尤其是老年人。不过这也不用太担心，您在服用复方丹参片的过程中，可以多吃些香蕉、橘子汁、黄豆等含钾量高的食物，会有意想不到的效果。

【小贴士】▶▶

复方丹参片是存在副作用的，不宜长期服用；不宜与某些抗酸药，如胃舒平等共同服用；复方丹参片中的冰片含量偏大，对胃肠道的刺激性强，因而患有胃肠道疾病的人、虚寒体质的患者慎用；复方丹参片具有活血化瘀的功效，一些有出血倾向的患者，如咯血、鼻出血的患者不宜服用。建议服用本药前咨询医生。

降压良药——复方钩藤片

截止到 2010 年，我国高血压患者的人数已经超过 2 亿。而且，高血压不再是中老年人的"专利"，青年人高血压的患病率也不断增加。但目前为止，人们并没有找到很好的治疗方法降低血压，所以我们不妨从人体内部，从血压增高的根源上寻找降压办法。

有降压作用的天然植物药材

复方钩藤片是由钩藤总碱、蜜环菌粉、葛根、向日葵盘等 14 味名贵中药提取精华而成的。复方钩藤片中用到的最重要的一味药材——钩藤，它在临床运用中对神经功能失调者疗效甚为显著，对于治疗高血压病有一定的疗效。钩藤这味药我们平常不经常听到，但读过《红楼梦》的朋友可能会对它有印象。

在《红楼梦》一书中写到，薛蟠的妻子夏金桂不听从薛宝钗的好言相劝，借酒发疯，大吵大嚷。结果，薛姨妈被她气得怒发冲冠，肝气上逆，连连说"左肋疼痛得很"。这时，宝钗说："等不及医生来看，先叫人去买几钱钩藤来，浓浓地煎一碗，给母亲吃了。"等薛姨妈服下之后，停了一会儿，觉得舒服多了，随后薛姨妈"不知不觉地睡了一觉，肝气也渐渐平复了"。从这里就体现了钩藤降压、镇静的作用。

复方钩藤片中还有一味药与美丽的向日葵有关。在美丽的背后，向日葵隐藏的是一身的药用价值，它的种子、花盘、茎叶、茎髓、根、花等均可入药。复方钩藤片中有一个

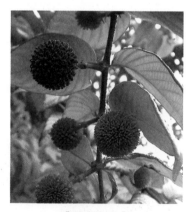

【钩藤植株】

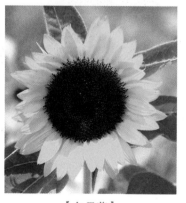

【向日葵】

成分就是向日葵的花盘，它降血压的效果也非常好。

快捷、机械化的现代制药办法

选择好的药材很重要，而要想实现药材的疗效，煎煮则是更重要的。在工人师傅的帮助下，各种药材顺利到达煎煮罐，开始进行浸泡、煎煮。火候和时间是要经过严格设定的，必须反复地煎煮，直到把药性完全提炼出来。

煎煮好的药液，体积总是显得太大，浓缩可以解决这个问题。在80℃的高温下，药液在规定的时间内达到了规定的密度时，浓缩也就完成了，工人称它为浓缩液。浓缩液必须通过过滤，让一些杂质从浓缩液中彻底消失，这样才能保证药用成分的质量。过滤后的浓缩液要进行再一次的浓缩，只是这次浓缩完成之后，它可就彻底变了模样——成了浸膏。

浸膏完成之后，工人师傅们开始加入具有同样降压效果的钩藤总碱、蜜环菌粉。充分搅拌可是关键，这关系到药效是否均匀。浸膏和药粉通过搅拌变成了湿乎乎的棕褐色粉状药物。接下来，药粉要通过筛子标准一下体形，就可以进"烤箱"了。车间的"烤箱"可不是烤面包的那种，而是用来干燥药粉的。药粉成分的平均性很重要，所以，干燥后要再来个180°晃动，让它们变成一模一样的药粉。

在压片车间，药粉静静地躺在模具里，上下一压，在压片机的另一头，一粒粒药片就慢慢地爬上来了，这就是复方钩藤片的最初模样。说最初模样是因为它们还要去穿一层新衣服，这可是个重要的过程，不能忽略，特别是对于吃不得半点苦味的朋友。包衣机器不停地旋转，药片在机器中也一直转动，工人师傅们从机器上方倒入包衣的材料。在不断地旋转、碰撞中，药片们都穿上了一层漂亮的糖衣，口感更好，也方便人们吞咽。这就是制作复方钩藤片的最后一步。

寻找疾病的根源治疗高血压

高血压本身并不可怕，诊断治疗都很容易，最可怕的是高血压的各种并发症。

高血压病患者往往由于动脉压持续性升高，引发全身小动脉硬化，从而影响组织器官的血液供应，造成各种严重的后果。高血压常见的并发症有冠心病、糖尿病、心力衰竭、高血脂、肾病等等，确诊后，按时吃药是至关重要的。

在高血压的各种并发症中，以心、脑、肾的损害最为严重，主要病理变化在于肝肾阴阳平衡失调，就是说滋补肝肾是关键。

钩藤和向日葵花盘都有清热平肝的效果，但也因为有清热的作用，所以脾胃虚寒的人需要慎服。桑寄生、夏枯草、葛根、牛膝、女贞子，这可都是补肝肾的良药，一个都不能少。补肝肾是一方面，给肝脏清热解毒也很重要，有酸枣仁、菊花、山楂、何首乌、石决明的加入，那就可以放心了。另外，治疗高血压还要加强一下益肾的功效，黄精可是最佳的选择。这些力量集中起来就是具有补肝肾疗效的降压药——复方钩藤片，帮助您降压、降脂。

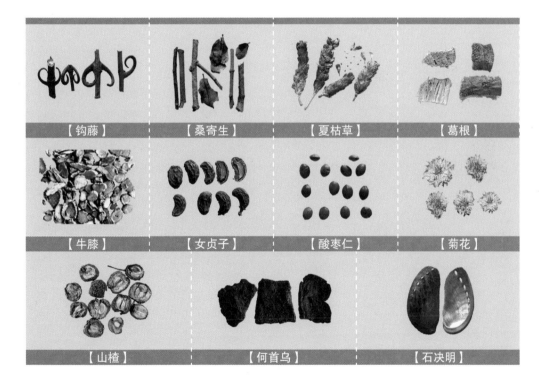

【钩藤】	【桑寄生】	【夏枯草】	【葛根】
【牛膝】	【女贞子】	【酸枣仁】	【菊花】
【山楂】	【何首乌】	【石决明】	

【小贴士】　　复方钩藤片是一种营养类药，可以补益肝肾，养血安神。多用于肝肾不足所造成的头痛眩晕、心悸不宁、失眠多梦、健忘等病症。另外，孕妇不能服用。

恢复腰腿灵便——丹鹿通督片

中医认为："不通则痛。"但是，您知道这里的"通"指的是"经络"的畅通吗？经络畅通则不痛，经络不通则会痛，很多病症都与之有关联。我们所熟悉的腰椎管狭窄症多是因为督脉瘀阻所致的腰部病症。那如何用中药来治疗腰椎管狭窄症呢？

五味药材，对症下药

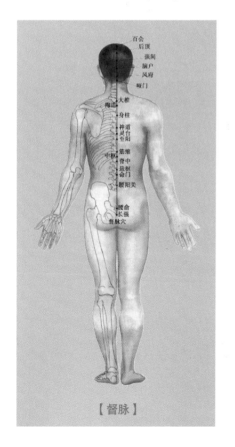

【督脉】

根据中医理论，腰椎管狭窄的发病部位相当于中医经络中的督脉，督脉瘀阻，造成经络不通，体现在我们的身体上就是间歇性的跛行、腰腿疼痛、下肢酸胀疼痛等。中医讲究对症下药，而"督脉总督一身之阳经……行于脊里"，也就是说，督脉与脊椎有着密不可分的关系，督脉的通畅与否直接影响我们腰椎的健康。

中医学对腰椎管狭窄症的认识和治疗已有悠久的历史，丹鹿通督片就是在原有治疗腰椎管狭窄症有效验方的基础上，利用现代先进制剂技术精制而成的中药成方制剂。

制作丹鹿通督片需要丹参、鹿角胶、黄芪、杜仲、延胡索这五味药材。丹参、黄芪众所周知，那杜仲和延胡索是什么药材呢？这里所用到的杜仲其实是杜仲树干燥后的树皮，是一种名贵的植物滋补药材，也是中国特有的药材。杜仲可补肝肾、强筋骨，有降血压等作用，中国现存最早的药物学专著《神农本草经》中将其列为上品。而延胡索也是中国传统药材，有镇痛的作用。

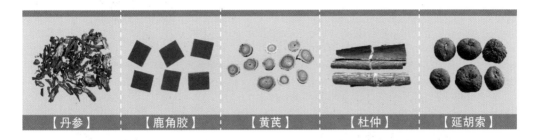

| 【丹参】 | 【鹿角胶】 | 【黄芪】 | 【杜仲】 | 【延胡索】 |

此外，丹鹿通督片中最重要的一味药——鹿角胶，它的来头也很大。鹿角胶入药历史有 2000 多年，古时候被人称为"鹿角仙胶"。鹿角胶有滋补肝肾、添精止血的功效，可以用来治疗虚劳羸弱、腰膝酸痛等病症。

工序简单，质量要求高

首先，工人师傅们把黄芪和杜仲按照一定的比例倒进提取罐中，熬药提取药用成分。说到熬药，当然少不了水。纯化水将通过管道流入提取罐中，熬药就可以开始啦。在另一个提取罐中，丹参和延胡索并不是用纯化水来熬药，而是用浓度高达70%的乙醇来提取药用成分。这是因为根据药材的药性不同，需要选择水提和醇提两种不同的提取方法。经过一段时间的高温煎熬，药材们脱胎换骨成为药液，精华也全部凝聚在药液中。

药液将被倒入浓缩罐，经过一次又一次地浓缩，药液就会被浓缩成浸膏。浸膏干燥是中成药加工过程中必不可少的工序。而在干燥之前，一位重要的"成员"需要加入进来，它就是鹿角胶。鹿角胶经过烊化后会与浸膏混合在一起，被送进干燥机中进行充分地干燥。

这里说的烊化是中药入汤剂的方法之一，它是对于黏性大的动物胶类或植物树脂、树胶类的药物，单独加适量开水溶化的方法。因为鹿角胶、阿胶等药物黏性很大，用烊化的方法可以不使胶类药物黏附于其他药物或药罐上，以免烧焦。

干燥是一个漫长的旅程，等旅途结束，湿乎乎的浸膏就变成了干膏粉。接着，干膏粉将被制成颗粒，最后再来一次混合，就可以去压片车间进行压片了。

药片压好了还是不够的，还需要给它穿一件衣服，也就是药片的包衣。这"衣服"穿起来可有讲究了，不能太厚也不能太薄，除了美观，重要的是它能让药片入口舒服，让我们在吃药时不至于那么难以下咽。

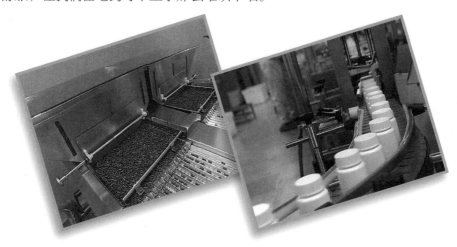

　　虽然在现代化的生产车间里，一切工作都由机器代劳，工人师傅的质量把关也是必不可少的。

了解病因和注重预防

　　腰椎管狭窄症分为先天发育性和后天获得性。先天发育性腰椎管狭窄症主要是由于椎节在生长过程中发育不良造成的，而更为多见的则是后天获得性腰椎管狭窄症。

　　后天获得性腰椎管狭窄症大多数是因为腰椎的退行性变引起的。黄韧带增厚、椎体退行性改变、陈旧性椎间盘突出等症状都属于后天获得性腰椎管狭窄症。经过临床总结，40岁以后的人容易出现腰椎管狭窄症。这个年龄段的人肝肾开始虚亏，加上筋骨失养，精气不足，很容易遭受急性损伤或慢性劳损，导致血积成瘀、元气虚弱，进而导致血行不畅，形成督脉瘀阻。

　　近年来，腰椎退变性疾病的发病率越来越高，不仅对患者本人造成极大的痛苦，也给家庭带来了沉重的精神和经济负担。因此，腰椎管狭窄症的提前预防很重要。平日除了保护好我们的肝、肾以外，还要注意做好腰部的保护和锻炼。改正不良的姿势，注意保持正确的姿势，克服不良的习惯。睡床要软硬适中，使腰肌得到充分休息。还要避免腰部受到风寒侵袭，还可以做一些腰部保健操，效果都是相当不错的，但一定要劳逸结合哦。

【小贴士】▶▶　　丹鹿通督片只适用于后天获得性腰椎管狭窄症，而不宜用于先天性腰椎管狭窄症或脊椎脱落症所致的腰椎管狭窄症。

更年期女性的常备药——坤宝丸

人到中年，还有什么比更年期综合征更让女性烦心的呢？的确，女性更年期综合征所出现的月经紊乱、潮热多汗、失眠健忘、心烦易怒等等，都不是好现象。坤宝丸为处在更年期的女性带来了福音。小小的药丸是如何改善女性体质的呢？下文将为您一一道来。

"胡麻好种无人种，正是归时又不归"

坤宝丸融合了当归、白芍、女贞子、何首乌等 23 味名贵中药。药很多，可有一味药咱们得说说——当归！

《本草纲目》记载："当归调血为妇人要药，有思夫之意，故有当归之名。"这是说明了当归名字的由来。古人娶妻为生儿育女，当归调血是治疗女性疾病的良药，有想念丈夫之意，因此有当归之名。这和唐诗"胡麻好种无人种，正是归时又不归"的意思相同。

【当归植株】

【当归】

中医学指出："妇女以养血为本。"由此可见，养血、补血对女人的重要性。当归含有大量的维生素、有机酸等多种有机成分及微量元素，可以补血活血，多用于贫血的治疗。当归不仅能扩张外周血管，降低血管阻力，增加循环血液量，还有调节机体免疫、抗动脉硬化、抗癌、抗菌的作用。另外，还是护肤美容的佳品。

研究人员对唐代孙思邈著的《千金翼方》中抗老消斑、美容健肤的"妇人面药"进行科学验证表明，当归能抑制黑色素的形成，对防治粉刺、黄褐斑、雀斑等色素性皮肤病收效良好，具有抗衰老和美容的作用。

坤宝丸很有名，但很少有人知道它背后的英雄——刘琨。刘琨是北京中医医院妇科主任医师，硕士研究生导师，国家级名老中医。30年前，刘老通过大量调研以及对多年临床实践的分析和总结，研发了"坤宝丸"、"调经促孕丸"的配方，她将研究成果无偿奉献出来。两个配方经批量生产，已成为治疗更年期综合征、功能失调性不孕症的经典常用药物，广济众生。

每个中药经典配方的背后都有很多为之付出心血的中医师和药剂师。研究过程很艰辛，生产过程也不简单，让我们一起深入药厂来了解坤宝丸是如何生产的吧。

千锤百炼终成丹

第一步是把各类中药研磨成粉，配比完成后，倒入机器里面搅拌。一边搅拌，一边还需要加入另一样东西——蜂蜜，这样药粉就能抱团在一起而成为药坨了。

药坨可是要经过千锤百炼才能成为药丸的。将药坨倒入大漏斗中，搅拌、挤压成条状。通过不停地搅拌、挤压，药坨变得越来越紧密，当到一定程度后再倒入小型搅拌机，再搅拌、再挤压，这时药条才有做成药丸的资格。

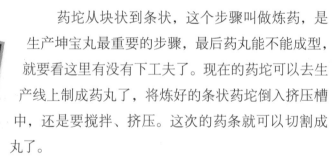

药坨从块状到条状，这个步骤叫做炼药，是生产坤宝丸最重要的步骤，最后药丸能不能成型，就要看这里有没有下工夫了。现在的药坨可以去生产线上制成药丸了，将炼好的条状药坨倒入挤压槽中，还是要搅拌、挤压。这次的药条就可以切割成丸了。

在切割成丸的过程中，药用乙醇如同下小雨一般喷洒在药丸上，专门润滑药丸的表面，防止药丸太亲密而黏在一起。随着传送带，药丸们继续前进着。接下来就该"整形"了，小药丸被真空吸到大滚筒里，通过滚筒后的药丸，表面会被修饰得更加圆润。整形好的药丸坐着"电梯"来到大筛筒中，筛去太大或太小的药丸，突出重围的就是我们需要的形状合格的药丸了。

这些合格的药丸接下来该做什么了呢？小药丸被真空吸到干燥箱里，这相当于进入了一个大型的微波炉，把药丸从里到外地进行干燥。接下来的这个过程就更不好受了，在螺旋干燥筒里，药丸被一边旋转一边干燥，干燥之后的药丸在运输过程中无论再怎么碰撞，都不会影响它们完美的身材了。

一直在受苦的药丸，接下来可以吃点甜头了。在机器旋转的时候，工人师傅往机器里倒入玉米油调配的玉米软，给药丸裹一层衣，每一粒药丸都不会错过。这时候的药丸看起来更加的光滑，其实受益最大的还是患者，不仅好吞咽，口感也很好。

最后的一步就是玩滑梯了。滑梯？的确是滑梯！这个工序可是有专业术语的，叫做"溜丸"，它可以让药丸的包衣更加贴合药丸，也让药丸的身材更加圆润。别小瞧这"滑梯"的离心力作用，它能把不小心黏在一起的药丸或者破损的药丸筛选出去。筛选后的药丸圆溜溜的很可爱，排排站等待包装出厂。

到了中年，女性很难逃脱更年期综合征的困扰，试试坤宝丸吧，它能让你的人生更漂亮。

【小贴士】▶▶

服药期间，忌食辛辣之品，少进油腻之品。

月经紊乱者，应在医师的指导下服用。如与其他药物同时使用，可能会发生药物的相互作用，详情请咨询医师或药师。

感冒时不宜服用本药，因为含有女贞子，可升高血液中的白细胞水平，影响西医生化检查结果，干扰医生判断。

对本药过敏者禁用，过敏体质者慎用。过敏体质人群是对某一类药物过敏，比较罕见，但如果发生反应则非常危险。

本药性状发生改变时禁止使用，可因过期或者储存不当导致。

控制血糖的好帮手——泰怡康胶囊

中老年人群中最常见的病症之一就是糖尿病，虽然它似乎并不致命，但它给患者带来的痛苦却是别人难以想象的，可怕的并发症严重威胁着病人的生命安全。现在世界上唯一抑制糖尿病的方法就是注射胰岛素，以及生活上对饮食的控制，难道没有别的好方法来控制过高的血糖吗？

糖尿病，人类健康的天敌

每年的 11 月 14 日是联合国糖尿病日，根据国际糖尿病组织的报告，中国现有糖尿病患者达 9240 万例，居全球之首。卫生部的调查结果显示，我国每天新增糖尿病患者约 5000 例，每年大约增加 200 多万例糖尿病患者。

糖尿病是血液中的葡萄糖含量过高的疾病，国外给它的别名叫"沉默的杀手"。糖尿病本身亦给人带来巨大的痛苦。糖尿病患者经常觉得口干想喝水，因多尿而半夜多次醒来。尽管已吃了不少食物仍觉有饥饿感，体重减轻、嗜睡等等，总让人觉得好像有什么不对劲。等到能够明显感觉到究竟是哪里不对劲的时候，这时糖尿病的病情已发展到一定程度了。

血糖高并不可怕，真正可怕的是它的并发症。这些并发症能延伸到身体内的各个器官，视网膜、心脏、肾脏、皮肤、神经系统都会被涉及，严重者会危及生命。

西医学认为，糖尿病的产生有两种原因，一种是胰腺分泌胰岛素减少导致的糖尿病，这种原因导致的糖尿病我们称它为"1 型糖尿病"；另一种是胰岛素受体失活导致的糖尿病，我们将这种原因导致的糖尿病称为"2 型糖尿病"。

中医对糖尿病的研究具有 2000 多年的历史，许多天然植物中的有效成分能为人们带来意想不到的收获。

精选药材，对症下药

苦瓜素是苦瓜中含有的一种与胰岛素相似的物质，被医学界称为"类胰岛素"，其相当于一把"万能钥匙"，无论是胰岛素分泌过少的 1 型糖尿病，还是胰岛素受体失活的 2 型糖尿病，它都能很好地调节。

黄芪与山药都是有名的补气佳品，能促进胰腺的功能，良好地控制血糖，对有糖尿病家族病史的人，还能帮其预防糖尿病的发生。

另外，很多人都知道桑叶有降血压、降血脂、抗炎的作用，不仅如此，桑叶中也有可以降血糖的物质——蜕皮甾酮，对于多种方法诱导的血糖升高，均有降糖的作用，还可以促进葡萄糖转化为糖原，不影响人体正常的血糖。

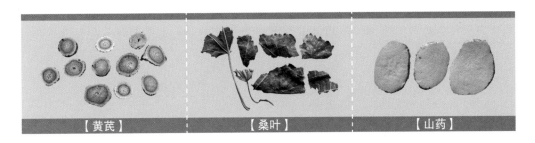

【黄芪】　　　　　【桑叶】　　　　　【山药】

除了苦瓜、黄芪、桑叶、山药等含降血糖功效的原料外，可以修复肌肤、修复血管的胶原蛋白肽也不能缺少。胶原蛋白肽是什么？胶原蛋白是人体组织、各器官的重要组成成分，能软化血管，促进各个内分泌腺体的功能，分解而成的小分子胶原多肽还可以参与胰岛素的构建。糖尿病患者血液中糖分过多，血管就容易变得脆弱，因而胶原蛋白肽就显得尤其重要。

药物治疗和合理膳食相结合

所有药材的精华粉剂会随着机器的一张一合被均匀地分配在每个小胶囊里，这就做成了泰怡康胶囊。

长时间地服用泰怡康，有不错的降糖效果。这不仅仅是黄芪、山药、苦瓜、桑叶有这方面的作用，更重要的是，其部分原料是通过介质电容物理提取设备与技术提取的，使原料的分子结构由大分子团变成易被人体吸收的小分子团，加上合理、科学的配伍，进而起到事半功倍的作用。胶囊装入瓶中，就可以去发挥他们的使命了。

【小贴士】　健康的决定因素是个人的生活方式，2400 年前医学之父希波克拉底说过："病人的本能就是病人的医生，而医生只能帮助本能。"所以，虽然服用保健品是获得健康的有效途径，但保持良好的心态、生活习惯和愉快的心情更是抵御疾病的有力武器。

内病外治——通络祛痛膏

中药的传统剂型有丸、散、膏、丹、汤，膏药就是其中之一，历史源远流长。在《山海经》中记载了一种用于涂搽皮肤以防皲裂的羬羊脂，这可以说是最原始的膏药。曾有人笑言：在中国，没有用过膏药的老人可以申请贴上"稀有动物"的标签了。那么，为什么膏药在我国使用如此广泛？它又是如何作用于人体的呢？

膏药——内病外治，经皮给药

中医学四大经典著作之一《黄帝内经》中，有一个重要的概念——经络之说。经络是运行气血、联系全身各部分的通道。经络不通，人的身体就会出现这样或者那样的麻烦。因而疏通经络对于改善关节疼痛等症是关键所在。中医认为，疏通经络的方式很多，但膏药可以说是其中最特别的一个，因为它是从人体外部作用于内部的。

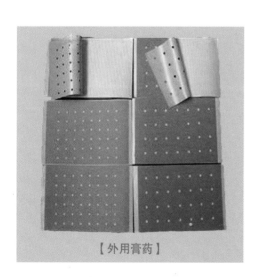

【外用膏药】

膏剂分为内服和外用两种。内服的膏剂就是类似于龟苓膏、强身益寿膏、参芪膏等滋补药品。外用的膏剂最具代表性的就是我们平时所说的膏药，古称"薄贴"，在中医学史上有着重要的地位。古代医学言："膏药能治病，无殊汤药，用之得法，其响立应。"因为膏药直接针对患处，而且比口服药物更加安全可靠，兼之价格相对便宜，所以自古以来深受老百姓的喜爱。

中医的内病外治疗法是中医学中最具代表性的疗法之一。所谓的内病外治，就是采用中药制剂，通过皮肤的渗透吸收，进入内脏有病部位，达到治疗的目的。它以安全、方便、效果明显而著称。

膏药，作为中医药经皮给药的一种方式，包括洗剂、熏剂、敷剂，在中医药治疗疾病上，都较常用。作为膏药来讲，在经皮给药当中有一种独特的功能，就是它贴附在人体上并能保持较为长久的功效，和现代的经皮给药非常类似。所以，膏药也可以说是传统经皮给药的一种较为高级的剂型。

膏药发展至今，自然少不了历代医家对它进行研究和改良。我国有关膏药的疗法在战国、秦汉时期的《黄帝内经》、《神农本草经》、《难经》等历史医学著作中均有记载，且记录有详细的膏药制备方法和临床应用情况。

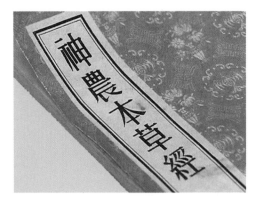

《神农本草经》

李时珍的《本草纲目》是一部内容丰富、影响深远的医药学巨著，记录了大量的古代文献，外治方药就占了很大的比重。书中记载了不少穴位敷药疗法，明确了外治法与经络腧穴相结合以提高临床疗效的佐证。

膏药——效果显著，适用广泛

口服药品通过消化道，是现在使用最广泛的一种服药方式，但是，这种方式对某些药品不是非常合适，比如一些非甾体抗炎药，它们通过口服以后对胃肠道的刺激非常强，长期使用会造成胃肠道溃疡等症状，这种药物如果通过经皮给药就可以避免对消化道的刺激。

贴膏药治病，取材方便、操作简单、费用低廉、安全无痛苦，加之其治病范围广泛，易被人们所接受。特别是常患颈、肩、腰、腿痛等慢性劳损性疾病的中老年人，对膏药更是情有独钟。

膏药适用于内、外、妇、儿、骨伤科等多种疾病。其中尤以治疗骨伤科的脊柱和四肢诸关节疼痛为常见。通常来说，关节的病变部位一般较深，但将膏药贴在外面却能收到良好的效果。膏药之优劣，疗效是根本。膏药贴于皮肤表面，药物想通过皮肤对患处产生药效可不是简单的事情。

人的皮肤实际上是人体的一个天生的屏障，药物想通过这个屏障也是非常困难的，这就对药物有一定的要求。第一个是它的分子量必须适合经皮给药的要求；第二个是要有相应的载体，把药物装载上，然后逐步地释放出去；第三个还要有一定的促透剂，能使药物更顺利地通过屏障，达到经皮给药的目的。

疗效显著但含有毒性的黑膏药

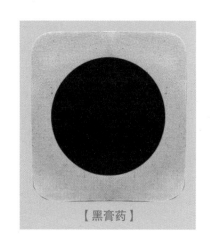

【黑膏药】

战国及秦汉时期的医学文献，例如《黄帝内经》、《神农本草经》等著作中记载的膏药是猪脂膏之类的软膏，到了魏晋时期出现了黑膏药，后来得到广泛应用。由于黑膏药的制作工艺较为复杂，现在人们使用的膏药大多为橡皮膏剂，就是以橡胶为主要基质，与树脂、类脂性物质和药物混匀后，摊涂于布或其他裱褙材料上。

橡皮膏药的做法与在我国有着悠久历史的黑膏药的制作方法有着异曲同工之妙，甚至可以说现在的橡皮膏药就是由黑膏药演变而来的。但据现代药理研究，黑膏药在吸收、疗效方面是优于橡皮膏药的。

关于膏药的生产工艺，古人是这样记载的："一丹二油，膏药呈稠，三上三下，熬枯去渣，滴水成珠，离火下丹，丹熟造化，冷水地下，其形黑似漆，热则软，凉则硬，贴之即黏，拔之即起。"

膏药的历史源远流长，其中，黑膏药的制作在历史上占据了很长一段时间。传统的黑膏药制作的方式是用铅丹和植物油，也就是四氧化三铅，与药材经过高温下的反应——油炸，通过去火毒，再摊膏药、成型等等一系列工艺才制成固体的贴膏剂。但它存在一个很大的缺点，就是所用的四氧化三铅是含铅的，具有一定的毒性，所以对皮肤的刺激性会很强。

黑膏药的制作是非常讲究的，油炸的火候不能太过也不能不及，如不及则功效难求，太过则影响膏药的黏度。放入铅丹的时候，同样要注意火候的掌握和剂量的大小。古人曰："膏药黑之功在于熬，亮之功在于搅。"就是说，下丹后要不停地搅动，并用扇子或风扇煽动，尽量使油丹化合时产生的气体跑掉，膏药就会光亮、黏腻。

黑膏药是纯中药外用强力透骨贴剂，它载药量大，疗效是比一般的膏帖要强得多，贴敷患处及相关穴位，对关节软骨、韧带、肌腱具有极强的营养修复功能。黑膏药的药力能直透皮下骨质，通过中药连锁生化反应和中药的引经靶向作用，从而达到临床治愈的目的。

由于黑膏药自身的一些缺点，例如含铅、手工量大等，它慢慢退出了我们的视线，取而代之的是我们经常看到的橡皮膏剂。

橡皮膏药的生产工艺

橡皮膏剂的制作较之前的黑膏药复杂了许多，只是现在的生产工艺使生产现代化、批量化，机器生产取代手工熬制是生产工艺的进步，也是时代的进步。而相较于其他剂型，膏药这一剂型的机械化生产并不是那么顺利。

药品按照给药的途径可以分为三类，一类是口服制剂，一类是注射剂，还有一类就是经皮给药制剂。橡皮膏剂是经皮给药制剂当中的一种，但就现在来说，其适用范围比较窄，所以国内对它的产品技术和生产设备的研究与其他两个制剂相比还有很大的差距。

研究虽慢，但研究人员却从未停止对制作工艺的改进。生产车间已经没有工人们汗流浃背的身影，取而代之的是一排排制作仪器。我们就以通络祛痛膏为例来讲讲现在的橡皮膏剂是如何制作的。

制作膏药贴剂的第一步和制作丸剂相同，就是要把原料草药磨成粉状。在粉碎机的处理下，药粉还要进一步粉碎。

除了中药材以外，制作膏药贴剂少不了的辅料就是橡胶，而橡胶的黄金搭档便是松香。松香被用作橡胶的软化剂，能很好地增加其弹性。松香本身就是一味中药，有祛风燥湿、排脓拔毒、止痛的功效，可用于治疗恶疮、扭伤、风湿痹痛等症。

药材辅料准备妥当之后，接下来就该熬制草药了。粉碎好的药材会先按比例进行混合，然后依次倒进提取罐进行煎煮。熬药当然少不了水，不过，制作通络祛痛膏用的可不是水，而是稀释后的酒精，也就是醇提。等工作人员检测结束后，酒精便通过管道进入提取罐与中药材混合。

混合后还需要耐心地等待，提取结束后的药液被送进浓缩罐，在浓缩罐中，它们将经受炼狱般的高温，水蒸气会负责把它们体内多余的水分蒸发出来，直到它们符合标准，变成浸膏。

药好是因为疗效好，而疗效的保障则来自对药品的检测。在药品检测仪中，浸膏将接受最为严格的检测，包括密度、成分含量，确保每一项都要符合国家质检的标准。

浸膏的体检结束后，就可以去和橡胶会合了，在整个生产过程中，这一过程是最重要的。固体橡胶加热软化后与浸膏混合，同时加入不需要煎煮提取的珍贵药材，然后进行搅拌，使浸膏和橡胶均匀地混合在一起，最后把其中比较大的橡胶颗粒过滤出来。

膏药还得保持良好的透气性

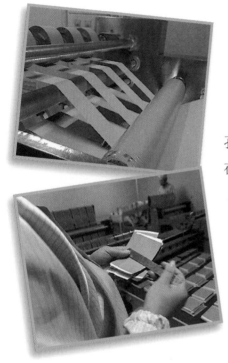

前期处理工序都已结束，现在就来介绍一下后续的生产流程。含有中药精华的橡胶液被机器均匀地涂抹在弹力布上，而机器下方明亮的灯管会帮助工人师傅检查胶液涂抹得是否均匀。

涂好胶液的弹力布经过烘干之后，需要打上孔。打孔是制作贴剂的重要环节，它能起到透气、排汗的作用，在治疗的同时保护我们的皮肤不出现溃烂。对任何贴剂来说，透气性都是至关重要的，所以各个厂家都花费了大量的人力物力来改善这一项技术。现在国内大部分厂家都是机械打孔，机械打孔的孔径最小是 3 毫米，这样就会把膏药的有效面积打掉很多，也就是有效成分的损失量会比较大。目前有一种激光打孔设备，这种设备在膏药上打出的孔只有 0.1~0.2 毫米的直径，这样膏药的有效成分的损失量就小，孔的密度比较高，通气性也更好，很好地解决了膏药透气性的问题。

接下来就该把大块的弹力布变成宽度均一的条状了，不用师傅们多花心思，只要把间距调好，专业机器中的小刀片就能轻松地解决这个问题，工人师傅们只要做好监督员的工作就可以了。

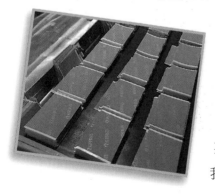

胶液涂抹的厚度决定了膏药的药效，最后还得检测一下含膏量是否达标。检测人员从运动的条辊上随机剪下一小块膏药，按照比例进行剪裁，然后进行称重。标准限制只有下限没有上限，只要超过标准重量的膏剂都为合格品。生产线的下一步是为这些膏药条附上一层膜，也就是我们揭下膏药后的那张油面纸。这样做能防止膏药贴面沾上灰尘或其他杂物，保证了药效。经过机器的切割，条就变成了片，我们打开膏药成品的包装后看到的就是它们了。

我们身边的通络祛痛膏

膏药作为古老剂型的一种，人们从来没有停止对它的探索和研究。新产品也不断地被研制出来，例如改剂型的膏药，就是把传统的橡胶膏剂改成热熔胶。热熔胶是用合成树脂来做基质原料，而且是在通过热熔以后直接涂布，不经过烘干而形成的贴片。这个工艺好在不用溶剂，也没有烘干过程，减少了膏药有效成分的挥发，相对来说，药的有效性也就提高了。相信随着科技的进步，更多新剂型的膏药也会来到我们的生活中。

膏药贴剂遵循了中医辨证论治及中药的功效、主治与归经的原则，充分调动药物互相协调为用的效能，组成多味药物的复方，以发挥药物的良好效果。

通络祛痛膏具有活血通络、散寒除湿、消肿止痛、软坚散结之功效，长期贴敷能改善和延缓骨质增生的发展，是一种安全有效的纯中药贴剂。由于膏药直接敷贴于体表，而制作膏剂的药物大多气味较浓，再加入辛香走窜极强的引经药物，通过渗透入皮肤、内传经络、脏腑，起到调气血、通经络、散寒湿、消肿痛等作用。

使用膏药前，先要明确诊断病情，因为每种膏药都有其不同的药理作用。例如，关节韧带拉伤后，不要立即用活血化瘀的膏药进行治疗。因为使用这类膏药反而会使局部瘀血加重，达不到消肿止痛的目的。

贴膏药人人都会，但是贴膏药也是需要技巧的。贴膏药时，我们可以先将膏药与油面纸先分开一小部分，将这部分黏贴于疼痛处附近，然后顺着疼痛处方向边贴边将油面纸撕去，这样可以准确无误地将膏药中央贴在痛处，还能使膏药贴得平整无折痕。

在贴膏药的时候，可以用热毛巾先将疼痛处洗净、擦干，再将膏药贴于疼痛部位和相关穴位。天气寒冷时，可将膏药贴好后再用热水袋热敷一下，不仅可以使膏体迅速软化，还能增加治疗效果。

【小贴士】▶▶ 凡是含有麝香、红花、桃仁等活血化瘀成分的膏药，孕妇应禁用。通络祛痛膏的药物成分中含有红花，怀有宝宝的准妈妈们就不要使用了。局部有皮肤破损者，也不可使用膏药，以免发生化脓感染。通络祛痛膏是橡胶膏剂，对橡胶过敏的患者在使用时也要慎重选择。在使用通络祛痛膏时，每次贴敷最好不要超过12小时，以免贴敷处发生过敏。

安睡伴侣——百乐眠胶囊

> 有一种树，它的花似涂了胭脂的蒲公英，娇艳欲滴；它的叶子，好似一对相恋的情人，昼开夜合。它就是合欢树，集浪漫、凄美于一身。它是恩爱相守、夫妻好合的象征，也是一种具有宁神作用的药材，能够缓解失眠，助您一夜好眠。

"夫为叶，妻为花，花不老，叶不落"——合欢花

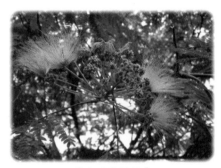

【合欢花植株】

为什么说合欢树集浪漫、凄美于一身呢？这源于一个古老的传说。

相传，合欢树最早的名字是苦情树，也不能开花。在一个偏远的村落，有个秀才寒窗苦读十年，准备进京赶考。在他临走之前，妻子粉扇指着窗前的那棵苦情树对他说："夫君此去，必能高中。只是京城乱花迷眼，切莫忘了回家的路！"秀才为妻子立下一定归家的誓言，却从此杳无音信。粉扇每天在家中等待丈夫回家，等到青丝变成了白发，也没能等到丈夫归来。就在粉扇生命尽头即将到来的时候，她拖着身染重病的身体，挣扎着来到那棵见证她与丈夫誓言的苦情树前，用自己的生命发下重誓："如果丈夫变了心，从今以后，就请老天让这苦情树开花，夫为叶，我为花，花不老，叶不落，一生不同心，世世夜欢合！"言罢，妻子便在树下气绝身亡。

第二年，所有的苦情树果真都开了花，散发着淡淡的香气。一株株粉色的花朵，好像一把把小小的扇子挂满枝头。只是，它们的花期很短，仅仅只有一天。而且，从苦情树开花开始，树上所有的叶子居然也是随着花开花谢而晨展暮合。所以，人们也就把苦情树改名为合欢树了。

集众材之所长，显健体助眠之效

传说总是美丽的，故事讲完了，而合欢花作为一味药材也该粉墨登场了。理

气、安神、活络，合欢花样样都行，现在主要用于治疗郁结胸闷、失眠、健忘、视物不清、咽痛、跌打损伤等病症。被广大中老年朋友称作"安睡伴侣"的百乐眠胶囊中就有合欢花这味药。

除了合欢花，百乐眠胶囊中还有百合与刺五加。百合能滋阴润肺，清心安神；刺五加则对中枢神经系统有镇静作用。再加上安神解郁、滋阴补阳的合欢花，以及首乌藤、珍珠母、玄参、茯苓等 15 种"身怀绝技"的中草药，大家集合在一颗小小的胶囊中，就成了滋阴清热、养心安神、治疗肝郁阴虚型失眠症的纯中药药物——百乐眠胶囊。

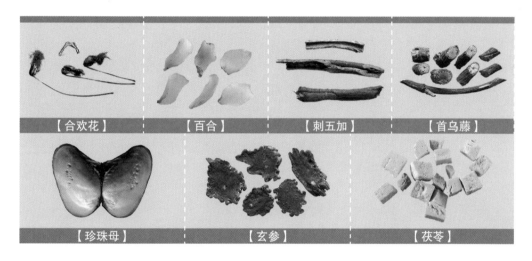

【合欢花】　【百合】　【刺五加】　【首乌藤】

【珍珠母】　【玄参】　【茯苓】

不过，根据不同药材的药理药性，在百乐眠胶囊的生产车间中，百合、刺五加、玄参、五味子等 15 种中草药将被分配到不同的提取罐，或纯化水提取，或乙醇提取，时间、火候都很讲究，药材不同，方法技巧则各有不同。

与合欢花一组的是一味神秘的药材——玄参，它与人参、党参、丹参同属于"参"的大家族。虽然玄参的外表看起来像红薯干，但药不可貌相，它是清热凉血、滋阴泻火的佳品。

不为人所知的药材制作秘密

在提取这一步骤中，用纯化水提取的药液是水提药液，用乙醇提取的药液是醇提药液。乙醇虽然可以使药材的药用成分最大程度地释放，但乙醇并不能作为药物的一部分留下。因此，下一个步骤就是用树脂吸附乙醇。提取后的药液会被输送到一个两层楼高的柱状管道上方，然后由高至低从这个管道流下来。这个柱状管道很神奇，药液从中流过之后，乙醇成分就全部不见啦！这可不是在变魔术，而全是树脂的功劳。在铁质管道内壁上，密密麻麻地布满了树脂颗粒，当药液流经这些树脂粒的时候，药液中的乙醇就会被吸附。等药液全部流到管道下方的时候，乙醇和杂质已经被完全拦截。剩下的药液称为"滤液"，滤液将会与水提药液一起进行下面的步骤——浓缩、减压、干燥、整粒的旅程。

经过整粒这一步的药物颗粒已经初具形态了，这时候将它们放到筛网上，合乎标准的颗粒会统统跳进筛网下方的袋中。工人师傅们将袋中的颗粒放入终混机中进行最后一次混合。终混机360°的旋转使同一批次的不同时间生产出的颗粒得以充分融合。最终，颗粒的成色、质量也得以统一。最后，苦口的颗粒将被装进胶囊里！完全打破了良药苦口的说法。

经过打光机的海选——将胶囊上残留的药粉吹掉；灯检师的复试——人工检查是否有磨损；化学检测仪的最终考核——抽检胶囊是否容易吸收，合格的胶囊就可以与患者见面了。等等，前面两项"考试"容易，最后一项是怎么判断胶囊是否容易吸收的呢？原来，专业的检测仪器模拟了肠胃蠕动的环境，并保持接近胃液的温度、浓度，在这种环境中，合格的百乐眠胶囊将会在短时间内崩解。崩解速度快，吸收的速度自然不会让您失望。

摆脱失眠，祝您一夜好眠

失眠，您可不要觉得是小事，因为失眠事小，影响工作学习、威胁健康却事大。日常生活中，睡眠环境的突然改变、不良的生活习惯、身体的不适、特别事件引起的兴奋或忧虑等因素，都可能带来一个不眠之夜。

从中医的角度讲，失眠又分为肝郁化火、痰热内扰、阴虚火旺、心脾两虚、心胆气虚五种类型，因而对症入药才能事半功倍。如出现舌红苔黄、目赤口苦、五心烦热、心烦不寐等肝郁阴虚的失眠症状，不妨让百乐眠胶囊帮您睡个好觉。因为百乐眠胶囊在缓解肝郁阴虚型失眠症、入睡困难、多梦易醒、醒后不眠、头晕乏力、烦躁易怒、心悸不安等都有不错的效果。

治疗失眠，良好的心态是关键，保持积极乐观的情绪，远离烟、酒及辛辣、油腻的食物，逐渐养成健康规律的生活习惯，相信失眠一定会悄悄远离您的身边。

【小贴士】▶▶ 提高睡眠质量六建议：足部保暖；关上窗户睡觉；晚上不打扫卫生，只在早晨打扫卧室；卧室里不能有花卉，因为它们能引起人们的过敏反应；擦掉化妆品睡觉；缓解压力，定期运动。

温和调养治肾虚——健安平胶囊

中医认为，肾虚多为积劳成疾，所以一定不可急于求成，选用大补之药进补，而应慢慢调理。那么，用温和调养的中药补肾，这样的方法一定更让人安心吧。将药材熬成浓色的苦味药汤？自然不会如此麻烦，而是用一颗小小的胶囊就解决了。

容易被人忽视的健康杀手

肾是我们生命的根本，中医学认为，人体好比是棵树，各个脏腑、器官是枝叶，那么肾就是树根。只有根部强壮，枝叶才能繁茂。如果肾出现了问题，身体的其他器官也会跟着出现各种问题。近年来，由于肾虚导致不孕不育症的比例逐年上升，尿毒症也频繁出现，甚至肾虚最终已经危及到了我们的生命。

中医认为，肾的主要生理功能是：主藏精，主生殖；藏元气，主生长；并且主水，主纳气。精气是构建人体的最精微物质，是生命的源泉。肾作为人体的下焦，既能影响人体的生殖、生长、呼吸、水液代谢，还能影响人体的精力状态与腰腿状态。因此，在中医里，肾被誉为"先天之本"。

健安平胶囊不仅集合众多补肾佳品于一身，更重要的是，其采用的部分原料是通过介质电容物理提取设备与技术提取的，使这些原料的分子结构由大分子团变成易被人体吸收的小分子团，加上合理、科学的配伍，进而能够多角度地提高肾动力，并且能对肾进行阴阳双补。

多种有效中药的合理配伍

在藏药中，红景天名气很大，且应用历史悠久。2000多年前，青藏高原的人就以它入药，强身健体，抵抗不良环境对身体的影响。将其煎水或泡酒，都是常见的方法，可以消除劳累或抵抗寒冷，同时还能防病健体和滋补益寿。因其有扶正固体、补气养血、滋阴益肺的神奇功效，历代藏医将其视为"吉祥三宝"。

黄芪也不落后，它是补气的良品，清朝绣宫内称其为"补气诸药之最"，民间也流传着"常喝黄芪汤，防病保健康"的谚语。黄芪可以益气固表、托疮生肌、利水消肿，所以在当代临床主要用于治疗气虚乏力、高血压病、慢性肾炎、银屑病、糖尿病、慢性鼻炎、骨质疏松等疾病。另外，黄芪还可以增强人体抵抗力。在肿瘤化疗、放疗、手术后，临床常用黄芪建中汤、十全大补汤等，其中最主要的一味药便是黄芪。

肾虚分为肾阴虚和肾阳虚两种，一般的保健品只能针对其中的一种进行改善，吃混了的话，只会越补越虚。而健安平胶囊却可以改善肾阴虚和肾阳虚，不会为有没有对症下药而担忧，这是因为其中含有既可以改善肾阴虚的成分，也包含了可以改善肾阳虚的成分。

枸杞子是常用的营养滋补佳品，常用其煮粥、熬膏、泡酒，或与其他原料、食物一起食用。作为滋补佳品，其治疗肾阴虚的效果比较好。而在治疗肾阳虚方面，淫羊藿和巴戟天都是中医最常用的原料，具有很好的搭配效果。

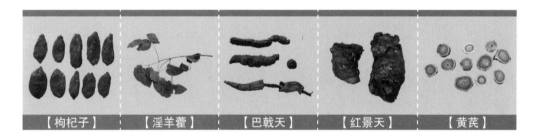

【枸杞子】　【淫羊藿】　【巴戟天】　【红景天】　【黄芪】

健安平胶囊不仅融合了上述补气、补肾的原料提取物，还加入了具有安神益气作用的酸枣仁提取物和增强抵抗力的大豆肽粉。这些原料配伍在一起，坚持服用，能很好地改善肾阴虚和肾阳虚的症状。

【小贴士】▶▶　　作为一款以补益肾气为主的保健品，健安平胶囊更适合于男性群体。虽然不能替代药品，但是长期服用，能很好地滋补男性的肾，改善肾阴虚和肾阳虚症状，缓解男性性功能障碍，还能改善腰腿酸软无力等症状。另外，健安平胶囊对于改善女性卵巢功能、缓解更年期综合征和改善失眠也有不错的效果。

提高生命的质量——金水宝金胶囊

冬虫夏草，珍贵稀少，价格昂贵，而且真伪难辨。经过医学家的研究发现，通过提取天然冬虫夏草中的真菌类活性物质，进行人工培育，可以制成与天然冬虫夏草有相同作用的替代品！想不想了解这个帮助保持身体健康，提高生命质量的新方法？

它来源于"药中黄金"——冬虫夏草

黄金，每克400多元，而一个形状像虫子的草根，同样也是每克400多元。它究竟是什么东西，价格可以和黄金不相上下。其实，说到它的名字，您肯定不会陌生，它就是有"药中黄金"之称的冬虫夏草。冬虫夏草与人参、鹿茸一起，被列为中国三大补药。

冬虫夏草不但对人体各种脏器的功能具有调节作用，还存在某些直接抗病功能。例如，冬虫夏草有调节免疫系统的功能，能提高细胞能量，有调节心脏、肝脏、肾脏及呼吸系统的功能，还有调节血脂、抗病毒、抗肿瘤、抗疲劳的作用。

冬虫夏草之所以被称为"药中黄金"，除了它的药效显著以外，还因为它十分稀少。天然冬虫夏草主要产于青海、西藏、贵州等高寒地带。过度采集、环境破坏等原因使得冬虫夏草的产量逐年降低。稀缺意味着珍贵，而贵如黄金的价格让很多人只能望而却步。但是现代科技——中药西制，可以完美地解决这个问题。

金水宝金胶囊就是源于冬虫夏草。其主要成分是蝙蝠蛾拟青霉菌粉，又叫做虫草菌粉。蝙蝠蛾拟青霉菌粉是通过现代技术从天然冬虫夏草中提取的一种真菌类活性物质，经液体深层发酵培养而成。从基因学的角度来说，它与冬虫夏草同宗同源，而且与天然冬虫夏草的化学成分基本一致，药理作用也基本相同。

严格缜密的菌体培养和药粉制作

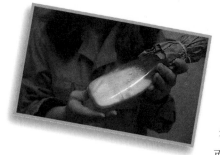

在特定的温度和湿度下，蝙蝠蛾拟青霉粉被装在密闭的玻璃瓶中进行斜面培养。斜面培养就是用琼脂等固体培养基，在试管中制成斜面，在此面上对细菌、霉菌等微生物进行培养。斜面培养可以充分观察所培养的微生物的生长状态，并且接种方便，所以选用这种方法。斜面上长满了白色菌丝，过一段时间以后，它们还需要换个地方继续生长，不同的是，它们要时刻保持晃动的状态，专业用语叫"摇瓶"。

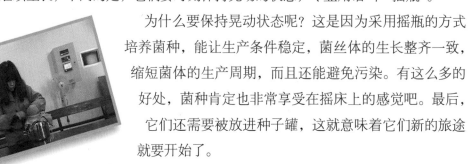

为什么要保持晃动状态呢？这是因为采用摇瓶的方式培养菌种，能让生产条件稳定，菌丝体的生长整齐一致，缩短菌体的生产周期，而且还能避免污染。有这么多的好处，菌种肯定也非常享受在摇床上的感觉吧。最后，它们还需要被放进种子罐，这就意味着它们新的旅途就要开始了。

其他细菌可是菌体最大的敌人，任何一个与菌体亲密接触的地方都必须进行严格的灭菌。灭菌的方法有很多，用火灭菌是最常见的，这个方法确实不错，简单易行，效果明显。

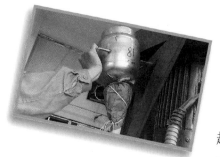

经过灭菌后，发酵罐将是菌种的新家。工人师傅们早已在罐中为它们准备好了"美食"——培养基，在这里，菌体就可以把培养基中的营养物质转化成自身的物质，慢慢进行生长繁殖。

在工人师傅的细心照料下，发酵罐里的菌体会越来越多，当增加到一定程度的时候，它们就需要搬进一间更大的房子。经过杀菌的空气是它们最好的"搬家公司"，把压强调好，菌体们就可以轻松地搬进大房子了。

那如果在大房子里，菌体继续增加，面积又不够用了怎么办？这个问题无须担心，菌体并不是无限制地生长繁殖的。等它们繁殖到一定数量时，就会被进行过滤、干燥而变成菌粉，金水宝金胶囊的原材料就诞生了。当然，干燥后的菌粉中还需要加入西洋参、明胶、甘油等辅料。

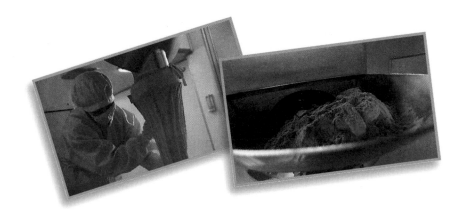

金水宝金胶囊具有增强免疫力、提高缺氧耐受力、缓解身体疲劳的保健功能。它适合免疫力低下、经常处于缺氧环境、容易疲劳的人群，但是不适宜少年儿童服用，而且也不能代替常规药物哦。

【小贴士】▶▶▶

中药西制让中药不再仅仅局限于丸、散、膏、丹等传统剂型，胶囊便是中药西制的产物。将菌粉制成胶囊是因为胶囊不仅外观光洁、美观，还可以掩盖药物的不良气味，减小药物的刺激性，方便人们服用。最重要的是，胶囊在胃肠道中溶解更快，使药物能更好地被肠胃吸收。

金水宝金胶囊具体适用于以下人群：

1．经常熬夜的人群：神疲乏力、腰酸背疼、体虚、头疼、脸色灰暗。

2．长期失眠的人群：易惊易醒、失眠多梦、精力不佳、头晕健忘。

3．开刀或久病体虚的人群：体虚乏力、腰酸腿疼、气血不佳、动则气短、容易生病、食欲不振、康复能力低下。

4．易感冒生病的人群：抵抗力差、经常感冒、体虚易疲劳、胃口不好。

5．长期抽烟的人群：气短、痰多、胸闷、免疫力差、脸色灰暗。

6．经常服用抗生素的人群：免疫力差、易生病。

咽喉灭火器——蓝芩口服液

> 感冒、咽喉肿痛、咽喉干燥，嗓子似乎能像杂技演员一样喷出火来，长时间咳嗽、发炎还容易产生慢性咽炎，那就更不容恢复了！吞药片？输液？也许暂时会好一些，但长期用这样的办法容易产生耐药性，然后只能不断加大药量才能有效了。有没有更温和有效的方法来解救我们生病的咽喉呢？答案自然是有的。

君臣佐使，主次有序，合理配伍

冬天空气干燥，体内湿气重，早、晚温差大，病毒侵袭往往可以成为感冒的诱因。而感冒后最痛苦的莫过于肿痛的咽喉、嘶哑的嗓子了。这时候，可以找蓝芩口服液来帮忙。

中药配伍讲究君、臣、佐、使。这里的"君"是指君药，即治疗主证的药物；"臣"是臣药，有直接加强君药治疗主证的作用；佐药是加强君、臣药的治疗作用，制约君、臣药的偏性；使药则是有引经（引方中诸药直达病所）、调和的作用。"药有个性之专长，方有合群之妙用。"所以，好的方剂不是药材的叠加，而是有主有辅、相辅相成，才有好的效果。

蓝芩口服液中的君药——板蓝根，可清热解毒、凉血消肿、利咽，是抗病毒中药的典型代表，在中国有2000多年的应用历史，临床效果良好，而体外抗病毒筛选也基本证实其确切疗效。在抗击非典、抵御甲流的战斗中，板蓝根更是屡立战功。它在2009年获得美国国家研究院的认可，并且成为首个获美国国立卫生研究院资助的中药研究项目。

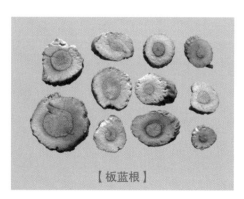

【板蓝根】

蓝芩口服液中的臣药——黄芩，可清热燥湿，凉血解毒。其来历也不含糊，明代著名中医大家李时珍与黄芩还颇有一段渊源。李时珍在《本草纲目》中曾自述：在他 20 岁时曾因感冒、咳嗽，寝食难安，用柴胡、麦冬、荆芥、竹沥等药，治疗了一个多月，病势反而加剧，旁人都认为他必死无疑。还是李时珍的父亲偶然想起金元名医李东垣说过的一段话："治肺热如火燎，烦躁引饮而昼盛者，宜一味黄芩汤。"于是，用黄芩一两煎汤，让李时珍服下，很快，病势便得以逆转，身热尽退，痰嗽皆愈。黄芩的效力非凡，由此可见一斑。

两味来历不凡的中药相互合作，蓝芩口服液由此而得名。此外，再配上清热泻火的佐药栀子、黄柏和使药胖大海，治疗急性咽炎以及肺胃实热所致的咽痛、咽干、咽部灼热等症状，自然是小菜一碟儿！

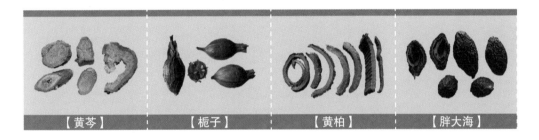

【黄芩】　　　　【栀子】　　　　【黄柏】　　　　【胖大海】

科学、洁净、快捷的现代中药制作

那么，蓝芩口服液是如何制作出来的呢？首先，药材身上的有效成分会在提取罐里被最大限度地榨取干净。然后，承载着药用成分的药液经由管道进入下一个车间进行浓缩。浓缩能使药效更加集中，下一步就是醇沉、水沉，使得再细小的杂质都不会有容身之处。最后，经由分离机分离出来的药液是不是够纯净呢？还得经过工作人员的仔细观察才能定论。

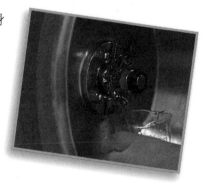

同样是中药，现代中药相比传统中药，优势不单单表现在疗效上，更重要的是，现代处理方法更加科学、更加洁净。提取、浓缩、醇沉、分离，这一系列的工序都是在消毒管道中进行的。

分离后的浓稠药汁肯定让人难以下咽，还得再调配一下。先后加入蔗糖和聚山梨酯，初配、冷藏、离心精配，同样是在管道和密闭的大罐子中神秘地进行着。药物配好之后，就可以准备进行装瓶了。

药液经过了多项严苛考验，装口服液的瓶子同样不能幸免。"潜水水洗"、"冲浪水洗"、高温灭菌一样也不能少，这样才能保证口服液的质量和人们服用的安全。

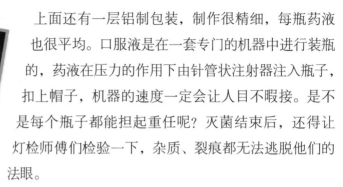

我们平时喝的各种口服液的包装都是细小的深色玻璃瓶，上面还有一层铝制包装，制作很精细，每瓶药液也很平均。口服液是在一套专门的机器中进行装瓶的，药液在压力的作用下由针管状注射器注入瓶子，扣上帽子，机器的速度一定会让人目不暇接。是不是每个瓶子都能担起重任呢？灭菌结束后，还得让灯检师傅们检验一下，杂质、裂痕都无法逃脱他们的法眼。

那么，内在美是不是也能通过考核呢？质检仪器不会说谎，质检师的眼里更是容不得一点沙子。过硬的产品质量使得蓝芩口服液在清热解毒、利咽消肿等方面战功赫赫。2009 年，国家主管部门将蓝芩口服液列为"中医药防治手足口病推荐用药"。

感冒了，嗓子在冒火？您可以随身携带灭火器——蓝芩口服液。

【小贴士】▶▶

在服用蓝芩口服液的时候，忌烟酒、辛辣、鱼腥食物，且不宜在服药期间同时服用温补性中药。

孕妇慎用，脾虚大便溏者慎用。

咽痛伴风寒感冒，症见恶寒发热、无汗、鼻流清涕者慎用。

糖尿病患者、儿童应在医师的指导下服用。

个别患者服药后出现轻度腹泻的不良反应，一般可自行缓解。

服药 3 天症状无缓解，应去医院就诊。

对本药过敏者禁用，过敏体质者慎用。

药品性状发生改变时禁止服用。

儿童必须在成人的监护下服用。

请将此药品放在儿童不能接触的地方。

如正在服用其他药品，使用本药前请咨询医师或药师。

补髓养脑——培元通脑胶囊

中风！一个很可怕的词，随着我国老龄化进程的加快，中风患者也不断增加。昏厥、口眼㖞斜、半身不遂、肌肉萎缩、视物不清、言语不利……中风给患者本人和家人带来了太多无法承受的痛苦。老年人身体调养不是一朝一夕的事情，而是个长期的过程，我们不妨在温和缓调的中药上寻找办法。

威胁人类健康的三大疾病之一

大脑就像一个司令部，它支配着我们的一切活动和感知。而大脑的运转则需要脑血管为它提供氧气和养料。如果脑血管跟大脑闹别扭，不再为大脑供血，大脑可就有麻烦了，脑细胞和脑组织就会坏死。这就是脑血管意外，也就是我们平常所说的"脑中风"。

中风是中医学对急性脑血管疾病的统称。高血压、脑动脉硬化、脑动脉瘤、脑血

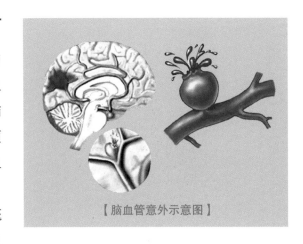

【脑血管意外示意图】

管畸形、血管炎、心脏病、血液疾病和代谢障碍（例如糖尿病、尿毒症）等疾病都是导致中风的常见病因。

中风所致的残疾，往往使患者的感觉、运动、言语和智力功能受到严重损害，乃至丧失功能，难以从事各项活动而成为废人，严重影响患者的生命质量。由于本病的发病率高、死亡率高、致残率高、复发率高以及并发症多，医学界把它同冠心病、癌症并列为威胁人类健康的三大疾病之一。

脑中风通常分为缺血性中风和出血性中风，而老年人以脑血栓形成引起的缺血性中风最为多见。如果是因为脑部缺血而引起的中风，培元通脑胶囊也许会给患者

带来意想不到的惊喜。

珍贵药材的合理配伍

培元通脑胶囊诞生的第一步是提取药材中的药用成分。组成胶囊的制何首乌、熟地黄、天冬、龟甲等药材将按照一定的配比量被倒进不同的提取罐中进行煎煮提取。这就好比老中医用药罐煎药，把它们的精华全部提取出来，形成药液。

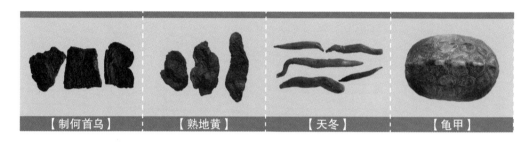

【制何首乌】　【熟地黄】　【天冬】　【龟甲】

提取好的药液通过管道汇合，然后一起进入浓缩罐。浓缩罐中不断循环的水蒸气会负责将它们"体内"多余的水分蒸发出去。不需要太久的时间，原本的药液由液体变成了果冻状的膏体，被称作浸膏。

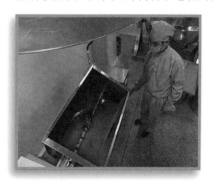

变身为浸膏之后，就开始进行干燥。这时候就需要真空带式干燥机——一个足有14米长的大家伙，浸膏的整个干燥过程就在密封的干燥机中完成。干燥机的原理很简单，浸膏通过管道被送到干燥带上进行干燥，干燥带下面的加热板负责为浸膏干燥，等到达了干燥机的尽头，浸膏也就变成了干膏粉。

培元通脑胶囊中还含有全蝎、地龙、鹿茸等药材，它们不需要煎煮提取，只需研磨成粉后与浸膏和干膏粉混合，就能充分发挥它们的药效。所有药材混合之后，再集中进行一次干燥，胶囊成品中的药粉就制作完成了。

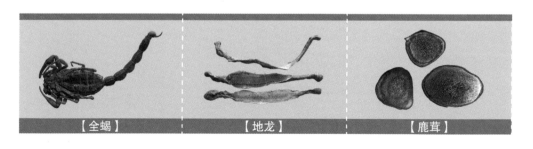

【全蝎】　【地龙】　【鹿茸】

接下来，由14味中药材组成的药粉将被送进胶囊填充车间，在那里，药粉会被灌进红色的胶囊壳里。充好的胶囊会有个新家——药瓶。载着胶囊的药瓶队伍在传送带上浩浩荡荡地前行，贴上"名片"，出厂吧！帮助爷爷奶奶们有个健康的身体。

预防脑中风的食疗方法

预防中风要多吃水果、蔬菜，少吃肉、糖、脂肪。而蔬菜中土豆预防中风的效果最佳。首先，土豆富含钾。钾在人体中主要分布在细胞内，维持着细胞内的渗透压，参与能量代谢过程，维持神经肌肉正常的兴奋性，调节心脑血管的正常舒缩功能，具有抗动脉硬化、防止心脑血管疾病的功效。身体缺乏钾的人，往往容易精神紧张，而精神过度紧张则易导致脑血管破裂。不少医药学专家都认为，每日吃一个土豆，能大大减少中风的危险。

其次，土豆中还含有降血压的成分。再次，土豆中的粗纤维可以起到润肠通便的作用。便秘者用力憋气解便时，会使血压突然升高，这也是引发中风的一个重要诱因。所以，常吃土豆对于预防脑中风有着积极的意义。

如果您是高血压、糖尿病患者，一定要格外小心，日常生活中应多注意自己的饮食习惯，不要吃一些肥腻、含糖量高的食物。做户外运动的时候也要注意保暖，特别是老年朋友，应在室内逐步调节空调温度，使其逐渐降低，避免从温度较高的环境突然转移到温度较低的室外。另外，还要注意心理预防，保持一种良好的心态，情绪稳定，不要忧思恼怒。

【小贴士】▶▶　　大多数病人在中风发病前会有一些先兆，例如瞬间失明或者视力模糊；出现难以忍受的局限性头痛，或者伴有恶心、呕吐等症状；突然感到天旋地转、摇曳不定、站立不稳，甚至晕倒在地。了解中风的种种先兆，对于中风的预防和及时治疗有很大的帮助。

拥有健康的好肤色——皮肤病血毒丸

在国内，皮肤病的发病率很高，虽然大多数皮肤疾病较轻，不威胁生命，但是，也给皮肤病患者带来了很多不便和苦恼。皮肤病不仅造成患者身体痛苦，而皮肤美观的破坏也影响到患者正常的工作、学习和生活。涂药，只能治标。您知道吗？皮肤表面的病也要从内而外地治疗才能更有效！

外病内治的护肤良药

皮肤是人体的第一道生理防线，人的身体有任何异常情况首先可以在皮肤表面反映出来。

有句俗话叫"病在皮肤，根在血毒"，是说大凡得了皮肤病的人，通常是血液中进入了邪气，也就是血毒。皮肤病血毒丸，就是专门用来对付皮肤病血毒的。小小的药丸并不精美，却和一位大名鼎鼎的老中医有关，他就是号称京城四大名医之一的施今墨先生。

1959 年 10 月 1 日，作为国庆十周年的献礼，出生于浙江萧山的中国近代中医大家施今墨先生，把自己研究开发出的很多药方献给了国家，以治疗皮肤病为专长的皮肤病血毒丸就是其中之一。

施今墨先生毕生致力于中医事业的发展，长期从事中医临床，治愈了许多疑难重症，献出 700 个验方，为中医事业做出了突出的贡献。施今墨先生的用药被中医界赞誉为自成一格，他的处方配伍精当，博得了"雍容华贵"的美誉。他擅用大方，常见用药二三十味之多，皮肤病血毒丸正是如此，包含了 39 味中药。药味虽然很多，但它们之间配合得体，法度严谨。皮肤病血毒丸中的当归、赤芍有凉血活血、清热解毒的作用，搭配紫荆皮、蛇蜕入肺经、清肺热，连翘凉血解毒。可以说，各药材之间的配伍是相当考究的。

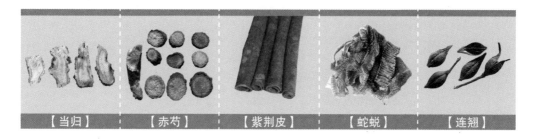

【当归】 【赤芍】 【紫荆皮】 【蛇蜕】 【连翘】

中医学认为，皮肤病是由于血中有血热存在，血中之毒是由五脏蕴热，注入血脉，与血搏击，致使血液不清、混浊。另外，经络中血气不和，外来湿邪、热邪损伤人体血液，导致血液干燥，致使皮肤得不到好的濡养，以致皮肤不洁，严重影响了人的皮肤美，尤其是颜面的皮肤美。

皮肤病血毒丸针对皮肤病的病因，从消瘀解毒、消肿止痒、调节机体功能三方面入手，通过清除体内毒素，达到"外病内治"的目的。因此，皮肤病血毒丸广泛用于经络不和、湿热血燥引起的神经性皮肤病，消除病人血液、脏腑中的致病毒素，使皮肤病从根本上治愈，并且可以提高人体的免疫能力。

严谨配伍，制作工艺发展创新

皮肤病血毒丸是如何从各种药材变身为小小的药丸的呢？首先，要将各种药材研磨成粉，在合坨机中，药粉与水会被充分搅拌、混合。药材混合完成后，就该制丸机发挥作用了。制丸机中，药丸在一挤一压、一切一割之间慢慢形成。切割好的药丸会被撒上干粉，到了这一步，皮肤病血毒丸已经基本成型了。

接下来，药丸要经过整形、筛选、干燥、溜丸一系列步骤，最后进入包衣工序。经过改良，薄膜包衣取代了原来的滑石粉包衣。薄膜衣材更薄，药物溶解速度更快，药效起效也就更快。而且薄膜包衣不但适合于忌糖病人，也适用于一些过敏体质人群，使皮肤病血毒丸更好地发挥药效。

【小贴士】▶▶

皮肤病的种类繁多，您在服用皮肤病血毒丸之前，还是要咨询医生。在服用皮肤病血毒丸期间，忌食鱼、虾、油腻食品，忌酒、辛辣刺激食物。另外，还要特别提醒一下，感冒患者和孕妇是不能服用皮肤病血毒丸的。

上清下降，远离炎症——清肺抑火丸

咳嗽，可真不好受。引起咳嗽的原因很多，上呼吸道感染，多见于感冒、支气管炎、肺炎、咽炎、急性喉炎等等，都有可能引起咳嗽。如果咳嗽还伴随着痰黄稠黏、口干咽痛、面红目赤、大便干燥或舌苔黄厚等现象，这样的咳嗽可能是由肺热引起的，这时不妨试试清肺抑火丸。

古方新制，由汤药变成药丸

清肺抑火丸处方的前身是明代《寿世保元》中清咽抑火汤的处方，之后收入《中华人民共和国药典》时，改成了现在的名字——清肺抑火丸。

在现代临床上，清肺抑火丸主要用于肺热咳嗽，痰黄稠黏，口干咽痛，大便干燥。另外，也可以用于急性上呼吸道感染、支气管炎、咽炎、肺炎，以及有大便秘结的患者。

将药材研磨成药粉是清肺抑火丸制作的第一步。看似普通的药粉里面包含了足足十味中药，黄芩、栀子、知母、浙贝母、黄柏、苦参、桔梗、前胡、天花粉、大黄，可是降火通便、止咳化痰的良药。

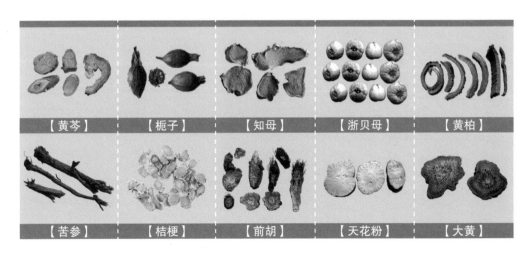

【黄芩】　【栀子】　【知母】　【浙贝母】　【黄柏】
【苦参】　【桔梗】　【前胡】　【天花粉】　【大黄】

古时候，人们生病了，要看过中医后抓药，回到家先按药方配比好药材，再耗费时间去煎煮，病人只能喝这苦苦的汤药。可是，现在我们只要按照说明书，按时按量服下小药丸就可以了。

那么，方便人们服用的药丸是如何制成的呢？形态上由汤变成丸，工序上自然也有很大的变化。清肺抑火丸一般制作成大蜜丸——混合药粉、加入蜂蜜、充分搅拌、切割成丸，简单来说，这就是大蜜丸的制作过程。切割后的药丸还需要进行整形，才能变成均匀的圆球状。

整形之后，药丸的筛选十分重要。虽然每粒药丸中都含有十味中药，但只有每粒药的大小相同，人们在按照说明书服用时才好计算服用的药丸中各药材的分量。这样才能确保达到药效，避免服用过多或过少，药效发挥过强或药效不足。

生病后需要静养，药丸也是如此，经过这一系列的工序，也要好好休息一下了。在干燥车间，干燥机占据了整间屋子。药丸就静静地躺在干燥机里面，一边休息，一边蒸发掉多余的水分，为日后的运输和储藏做好充分的准备。

已经休息足够的干燥药丸，还要进行溜丸、包衣、包装，这些过程一个也不能少。

适用于实火，需对症下药

清肺抑火丸中既有降火通便的药，又有止咳化痰利咽的药，具有上清下降的作用。在止咳的同时，清掉肺里的"火"，治标又治本。

中医里的火分为实火和虚火，实火大多数是因为外部环境的原因，也就是中医中的外感六淫。此外，精神过度刺激、脏腑功能活动失调也可能引起实火。实火患者一般会出现面红目赤、口唇干裂、口苦燥渴、口舌糜烂、咽喉肿痛、牙龈出血、耳鸣耳聋等症状。虚火多数是内伤劳损的原因，比如长期生病导致精气耗损、劳伤过度，使脏腑失调、虚弱而生内热，内热进而转化为虚火。清楚这一点很重要，因为清肺抑火丸只适用于实火，一定要对症用药。

这里要特别说一下，清肺抑火丸中含有大黄，具有强烈的攻下效力，服用过多或过久，会伤及正气。

【小贴士】▶▶ 本药孕妇要慎用，儿童、哺乳期妇女、年老体弱及脾虚便溏者应在医师的指导下服用，有高血压、心脏病、肝病、糖尿病、肾病等慢性病严重者也应在医师的指导下服用。

去积驱虫助消化——小儿疳积糖

宝宝的出生也许是每个父母最幸福的时刻，宝宝的健康则是父母最关心的事情。如果出现疳积导致的消化不良怎么办？打针？宝宝会很痛。吃药？宝宝会怕苦。小儿疳积糖则是治疗小儿疳积的最佳选择。

治疗疳积的最佳搭档

还有什么比新生命降生更让人惊喜的事情吗？不过，对于这个小生命可要提高警惕了。饮食喂养是关键，长期饮食喂养不当，或消化系统及消耗性疾病的影响会导致脾胃功能受损，形成消化不良或慢性营养障碍性疾病。它有自己的名字，叫做"疳积"，1~5岁儿童的发病率最高。

别担心，总有办法对付"疳积"。既然是消化不良，那就要帮助解决消化问题。独脚金、葫芦茶可是强胃消食的最佳搭档。独脚金，地方别名叫"疳积草"，全草都可以药用，具有清热消积、平肝的功效。现在，独角金多用于治疗小儿疳积、肝炎、小儿腹泻、夜盲等病症。而葫芦茶在治疗咽喉肿痛、咳嗽咳血、暑季烦渴等方面十分有效。因此，两者相互配合，相辅相成，药效更佳。

疳积导致的不只是消化不良这一个问题，疳虫可不能忽略，否则就前功尽弃了。杀虫至关重要，那就再加上苦楝皮，还有南药之王——槟榔。槟榔有驱虫和消积的作用，苦楝皮则有清热、燥湿和杀虫的效果。这几种成分组合在一起，就形成了小儿疳积糖，可健胃消食，去积驱虫。

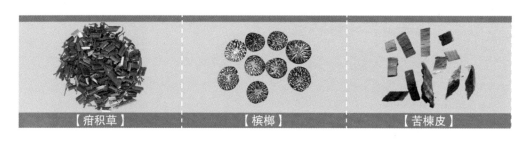

【疳积草】　　　　　【槟榔】　　　　　【苦楝皮】

最佳搭档的融合旅程

那么，小儿疳积糖是怎么生产出来的呢？葫芦茶、独角金、苦楝皮要在高温提取罐中反复煎煮，过程很漫长。操作的步骤虽然不多，但煎煮的火候、时间，还有煎煮的次数，可一点也马虎不得。

生产车间会有现代化的专业器械负责煎煮，而煎煮后的药液会通过一个密闭的管道进入浓缩罐。在浓缩罐中，它们将开始进一步"变身"——药液中多余的水分消失，身体慢慢变小。

那南药之王——槟榔呢？原来，在同一时间，槟榔正在渗滤罐中"享受生活"呢。等到两边的工序都完成之后，管道就会把槟榔的有效成分送去和浓缩后的药液汇合在一起了。

不是说浓缩的才是精华吗？所以浓缩还要继续进行。混合后的药液将在浓缩罐中进行浓缩，目的是使药液达到特定的密度，这也是保证药物疗效的重要步骤。浓缩这一步完成后，之前浅褐色的药液已经变成了棕褐色的药膏，工人称它为"浸膏"。这时候，药膏已经完全不是原本中草药的模样了。

浸膏其实已经完全具备了成品小儿疳积糖的药效，但是让小孩子乖乖吃中药膏，难度肯定很大。所以，工人师傅们会往里面加一些糖，让口感好一点。经过长时间的搅拌，是时候进行下一步了，也就是制成颗粒。

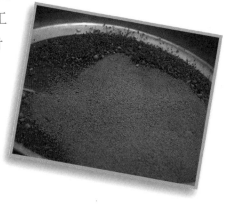

制成颗粒需要分为两步。首先是通过筛子将之前搅拌的药膏挤压成一样的身材，形成湿颗粒。第二步是将湿颗粒烘干成干燥颗粒。颗粒们要在干燥床上忍受100℃的高温，25分钟之后，干燥的颗粒就形成了。

【小贴士】▶▶ 即使有小儿疳积糖的保护，也应当注意宝宝的饮食。生冷油腻、不易消化的食品一样还是禁忌品。长期服用小儿疳积糖是个错误的想法，如果服药7天症状还没有缓解，那就抓紧时间求助医生吧。对于容易过敏的宝宝也应咨询一下医生，慎服此药。另外，爸爸妈妈一定要监督好宝宝，每次都要喝完一整包的剂量哦！

最懂女人心——益血膏

如果把女人比喻为花朵，那么血液就如同花枝中的水分，在不间断地循环中为肌肤带来氧气和营养物质，运走二氧化碳及代谢产物。只有血液通畅了，花儿才能开得更旺，才能成为一朵健康、红润的玫瑰。所以，补气血是女人一生都要做的功课。

女人气色好，补血很重要

"女儿是水做的骨肉"，这句话让曹雪芹赢得万千女人的青睐。殊不知，还有两味中药也是伴随女人一生的朋友——当归和黄芪。当归生血补心，黄芪补气固表，因而由当归和黄芪为主做成的益血膏是女人补血补气的良药。

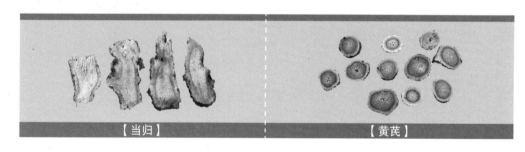

【当归】　　　　　　　　　　　　【黄芪】

女人的一生要经历几个特殊的生理过程，这些都是耗费气血的事情，加上天生的体制问题，气血不足是女人常有的事。女人气血不足就会面色萎黄、经期不准、失眠头痛，甚至贫血。

中医认为，气为阳，血为阴。对于女人来说，阴阳和合才能五脏平衡，面色红润，美丽动人。而气充则血足，气行则血行，当归和黄芪可谓是补气养血的完美组合。

黄芪、当归再配以川芎、益母草等9味药材，经过熬制就成了益精血、补肝肾的益血膏。它能改善因气虚血亏引起的妇女血虚、面色萎黄、头晕目眩等症状。

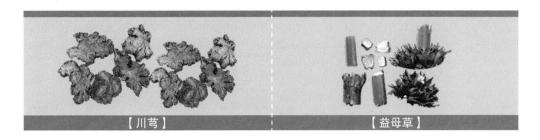

【川芎】　　　　【益母草】

伴随时间长河而来，历史悠久

按剂型来分，益血膏属于煎膏剂，指药材用水煎煮，去渣浓缩后，加炼蜜或糖制成的半流体制剂。煎膏剂属于中药传统的丸、散、膏、丹、酒、露、汤、锭八种剂型之一，它还有另一个名字——膏方。

膏方有着悠久的历史，现知我国最古老的医学方书——马王堆汉墓出土的先秦医方书《五十二病方》中，就有膏剂药方30余方。明朝李时珍的《本草纲目》中有"参术膏益元气"的说法，而在同一朝代张景岳的《景岳全书》中也有"两仪膏补气血"的记载。到了清代，膏方不仅在民间流传，在宫廷中亦广泛使用。例如，在《慈禧光绪医方选议》中有内服的膏方近30种。晚清时期，膏方组成更加复杂，如张聿青所著的《膏方》中，膏方用药往

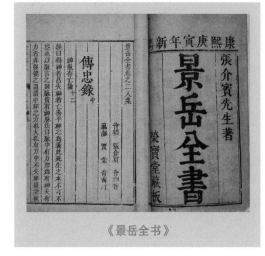

《景岳全书》

往已达二三十味，甚至更多。他在制作膏方最后一步收膏的时候，常选加阿胶、鹿角胶等，并强调辨证而施，对后世医家影响较大。

煎膏剂是药液经过浓缩后获得的，集中了多味药物的精华，量少而质纯，易于消化吸收，更具有药性滋润、体积小、易保存、便于服用等优点。一些治疗慢性疾病、活血通经、滋补性及抗衰老等药剂多被制成煎膏剂。我们生活中比较常见的益母草膏、枇杷膏、茯苓膏等就属于煎膏剂。

膏方的滋补作用除补虚扶弱、抗衰老之外，还能纠正亚健康，对于生活节奏快的现代人来说是很好的进补方式。适用于慢性病人、亚健康者、老年人、女性、儿童等人群的进补。

女人补血少不了它——益血膏

益血膏是由9味药材制成的，为了让药性全部析出，药材需要进行反复煎煮。煎煮后药液还要进行过滤和浓缩。浓缩后的药液，其形态就接近成品了。

"忠言逆耳，良药苦口"，更何况是经过浓缩的药膏。想要良药不苦口，办法很简单，在苦苦的药膏里加点蜂蜜或者糖。益血膏中加入的是蜂蜜，但是，蜂蜜在加入之前是需要炼制的，也就是人们常说的炼蜜。

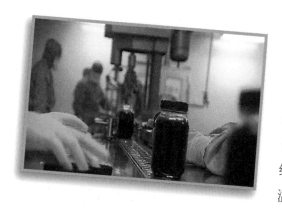

普通蜂蜜中含有较多的水分、蜡质等杂物，使用前加以炼制，能够有效去除其中的杂质和破坏酶，杀死其中的微生物，减少水分含量，增加黏合力。最重要的是，蜜炼过之后能避免益血膏在贮藏一段时间后表面析出一层糖晶。加入蜂蜜后的清膏还需要进行最后一次浓缩。浓缩后，清膏的相对密度达到标准要求，高温浓缩对于清膏来说也是一次灭菌的过程。

在灌装车间，经过清洗、灭菌后的药瓶整装待发。将药瓶全部装满，就可以准备出厂了。

血液在维持人的生命活动中起着重要的作用，对于爱美的女性来说就更要重视了，养颜的根本其实就是滋阴补血。在日常生活中，从饮食习惯、体育锻炼等方面多加注意，便可以摆脱气血不足这个大麻烦。

【小贴士】

服用益血膏最好在吃饭前，而且忌油腻食物，感冒病人不宜服用。

孕妇、高血压、糖尿病患者、小儿和年老体弱者应在医师的指导下服用。

服药2周或服药期间症状无改善，或症状加重，或出现新的严重症状，应立即停药并去医院就诊。

如果正在使用其他药品，使用本药前请咨询医师或药师。

凡脾胃虚弱、呕吐泄泻、腹胀便溏、咳嗽痰多者慎用。

对本药过敏者禁用，过敏体质者慎用。

药品性状发生改变时禁止服用。

儿童必须在成人的监护下服用。

请将本药放在儿童不能接触的地方。

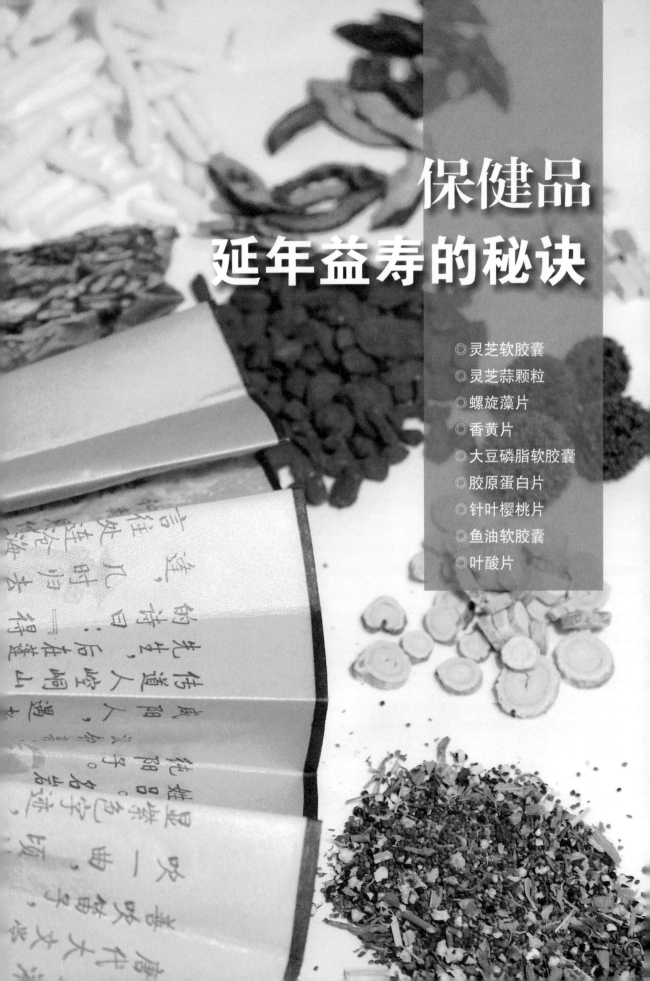

保健品
延年益寿的秘诀

◎ 灵芝软胶囊
◎ 灵芝蒜颗粒
◎ 螺旋藻片
◎ 香黄片
◎ 大豆磷脂软胶囊
◎ 胶原蛋白片
◎ 针叶樱桃片
◎ 鱼油软胶囊
◎ 叶酸片

排出体内毒素——灵芝软胶囊

上古时期被称为"瑶草"，《楚辞·九歌·山鬼》称之为"三秀"，《尔雅》称之为"瑞草"，《神农本草经》称之为"神芝"，秦始皇时代称其为"还阳草"，这些皆是指一个富有神秘传奇色彩的植物——灵芝。灵芝作为一种文化渗透到人们生活的各个角落，西方人甚至昵称它为"神奇的东方蘑菇"。

昂贵鲜有的食用菌

香菇、金针菇、木耳这些食用菌都是人们饭桌上的常客，但是，你知道吗，一向有"仙草"之称的灵芝，也是食用菌。不过，这个食用菌有点特别，它可算得上是食用菌里的瑰宝了，也难怪《白蛇传》里，白娘子为救爱人，不惜冒着生命危险去盗"仙草"。这盗的就是灵芝。灵芝之所以在中医药里流传了上千年，是因为它在补气安神、美容养颜、增强免疫、辅助肿瘤放化疗等方面有着大大的益处。

灵芝可以煲汤或熬药，不过，对于上班族来说实在是费时费力，所以，灵芝软胶囊的出现是非常受欢迎的。它双向调节人体的免疫功能，对人体循环、消化、神经、内分泌、呼吸、运动等各个系统，尤其对肿瘤、肝脏病变、失眠以及衰老的改善作用十分明显。

【灵芝植株】

"娇生惯养"的神奇仙草

和野生灵芝比起来，在灵芝人工栽培基地里生长的灵芝可就有点娇生惯养了。

从温度到湿度，再到卫生条件，算得上是超级讲究。从接种到培育，灵芝的菌种从初生的菌丝，到灵芝的幼苗，再到年轻的成型灵芝，最后长成成熟的精品灵芝，都是在这种优越的条件下度过的。不过，环境是一方面，种灵芝的人是不是用心，那才是灵芝能不能保证品质，到最后成为药材的关键。

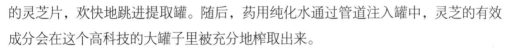

这神奇的仙草是怎么成为一粒粒胶囊的呢？长大成材的精品灵芝经过切片机的处理，变成身材匀称的灵芝片，欢快地跳进提取罐。随后，药用纯化水通过管道注入罐中，灵芝的有效成分会在这个高科技的大罐子里被充分地榨取出来。

前后两次的提取液合并后输入浓缩罐中，目的是获得特定的糖度，所以过程中的实时监控变得尤为关键。

接着，浓缩液与高纯度的食用酒精经过管道注入醇沉罐，静置、沉淀，再静置、再沉淀……整个过程很安静，不过时间一点也马虎不得，24小时的睡眠，它的庐山真面目才会揭晓。再沉淀后的物质称为灵芝多糖，灵芝多糖是灵芝中最有效的成分之一，灵芝多糖有广泛的药理活性，能提高机体免疫力，提高机体耐缺氧能力，消除自由基，抑制肿瘤，抗辐射，提高肝脏、骨髓、血液合成 DNA、RNA、蛋白质的能力，延长寿命，灵芝多糖还具有刺激宿主非特异性抗性、免疫特异反应以及抑制移植肿瘤生理活性的特性，对心血管疾病、气喘、过敏、神经衰弱、胃热等有显著的治疗效果，还具有降血压、降血脂、解血瘀、改善血液循环、皮肤美容等作用。灵芝的多种药理活性大多和灵芝多糖有关。

让我们回到生产线上来，经过反复静置、沉淀之后的物质变成了黏稠的黑糊，看上去有点让人难以下咽。不过，这只是灵芝软胶囊最初的状态。经过烘干、粉碎后，它才能真正成为我们需要的细腻的干粉。

防癌抗癌的破壁灵芝孢子粉

添加粉末是一道极为重要的工序，说重要是因为添加的可不是寻常东西。如果说灵芝是仙草，那这种粉末就是仙草中的极品！它不是灵芝经过粉碎得到的，也不是从灵芝中提取的物质，而是一种更加特别的存在——灵芝的种子！种子看起来是一些咖啡色的粉末，附着在灵芝的表面，它们就是破壁灵芝孢子粉。

为什么我们在吃食物的时候，很多营养成分不能完全吸收，灵芝孢子粉正是因为这样，破壁不破壁之间的差别是很大的。如果不破壁，能被我们身体所吸收的也只是壁膜外面的那一点点营养。如果是破壁之后，营养的吸收就会加倍，就像是我们生吞鸡蛋和把鸡蛋剥开了吃一样，有很大的差别。

这里的"破壁"是什么意思呢？原来是因为灵芝孢子有双层坚硬的壁壳，且耐酸、耐碱、耐机械力，而要想有效地提取孢子的成分必须先破壁。在没有破壁的情况下，是不利于人体吸收的。目前采用较好的生物酶法破壁技术，能更大限度地保留灵芝的活性成分，且不引入杂质。

虽然这些小种子看起来有些不起眼，但是它的药用价值却是灵芝的好几倍之多！而在这里，神奇的孢子粉将与灵芝多糖粉、大豆油牵手，经过乳化均质机的作用，充分融合、乳化，使药效更利于人体吸收。

快速准确的生产机械

与此同时，在另一个洁净间，称过体重的甘油、水和明胶陆续倒进了化胶罐，加热、搅拌后，清透的胶液在空压机的帮忙下流入保温罐，转移到压丸车间。

在这里，胶液迫于压力由输胶管逃进胶盒，压片、对接、注射药液，呵呵，这一系列的动作机器完成得迅速而完美！别着急，热乎乎的湿药丸还得进到这个大转笼里，放心，这比洗衣机烘干温柔很多。

当然，注射药油时无可避免地会有药油跑到胶丸外，没关系，来洗个澡吧！但在这里，浴缸换成了超声波清洗机，沐浴液换成了高纯度的食用酒精。

沐浴后的药丸躺在料盘中自然晾干，不过，舒适的晾晒后就要经过质检员们"火眼金睛"的面试了，那些瘪丸、外脏丸、大小丸会被无情地舍弃。

只有合格的药丸才能 60 粒一组跳进瓶子，贴上标签，装箱上车。

从种植园到制药厂，从灵芝到灵芝软胶囊，我们随身带上灵芝软胶囊，除了时尚之外，它也真的很实用。

【小贴士】 对灵芝过敏的人不宜服用；服用后可能会产生瞑眩反应，程度因人而异，这是排毒作用或发挥效果的前兆，若反应强烈或持续时间长，可暂停服用；由于灵芝孢子粉比较难消化，空腹服用容易引起灵芝孢子粉附着于肠壁，引起麻痹性肠梗阻，因此不要空腹服用。

增加人体的免疫力——灵芝蒜颗粒

> 说起灵芝，那可是药材中不可多得的稀罕物。甚至有人这样评价灵芝："此物只应天上有，人间能得几回闻！"因此，它的传神功效自是不必多说。但大蒜对于我们寻常百姓来说，那可是再普通不过的东西，有一句顺口溜不是这么说嘛，"大蒜不值钱，能防脑膜炎，口含生大蒜，感冒好一半。"珍稀贵重的灵芝加上平凡常见的大蒜，会碰撞出怎样的火花呢？

细菌的天敌——金山火蒜

由灵芝和大蒜为主制成的灵芝蒜颗粒对增加人体的免疫力有很好的帮助。灵芝蒜颗粒中的大蒜可不是一般的无名小卒，它们是广东开平梁金山的大蒜——金山火蒜。怎么样，这个名号够响亮吧？据记载，金山火蒜的种植在当地已有200多年的历史，因晾干后烟熏，致使蒜头的表皮形成棕黑色，故称"火蒜"。又因其产地在金山一带，早期从金山码头大量出口，故称"金山火蒜"。

蒜头是餐桌不可缺少的香料和副料。金山火蒜有质优、味辣、含油量高、微量元素丰富等优点。除了是家庭烹饪的必备配料外，其药用价值也很高。近代医书认为大蒜性辛、温，能除滞气，暖脾胃，消瘀积，解毒除虫。所以，民间自古以来用它健胃，治泻痢、霍乱，疗疮癣。

灵芝与大蒜相似但绝不相同的命运

处理好的灵芝切片会被倒进一个高科技的提取罐中，沸水煮上2个小时，这个漫长的过程需要重复两次，以便有效成可以充分提取。随后，提取液通过这些层层叠叠的过滤板过滤到浓缩罐中，在规定的时间内，经过特定的温度、压强处理，大罐子中的物质会变身成为浸膏。不过，在高纯度的食用酒精中"静置潜水"24 小时后，灵芝已经彻底改头换面——成了灵芝多糖。到了这个状态，它们就可以安静地等待与大蒜重逢了。

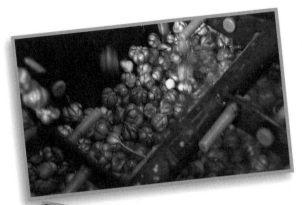

在这期间，新鲜的大蒜经过浸泡后，就跳进这个大转桶中边洗边搓，很是舒服。但是，当它们去到下一个车间的时候，可就意味着粉身碎骨的开始！过程很是折磨，不过对于那些不听话的蒜渣，这个过程还得反复进行。

最后，蒜汁统一倒进提取罐中，在特定的温度下不断搅拌，用小火煎煮 30 分钟。火候控制得恰到好处，药用价值才能被充分地榨取出来，并且保证药效的稳定性。

接下来的旅程同灵芝相似，浓缩、静置，沉淀后的物质就是大蒜多糖了。

当灵芝遇到大蒜……

不过，为了冲泡效果，灵芝多糖和大蒜多糖的重逢还要有麦芽糊精的保驾护航，但三者见面的场所并不浪漫，而是在这个溶解罐中，还好，经过一段时间的磨合，它们终于融为一体，不过，刚刚和睦相处的一家人又马上被吸回到真空的浓缩罐中加热、浓缩，继续相处，并且还有工人师傅的精心照料，环境还是不错的吧！

经过浓缩，一家人变得密不可分，坐上料盘，进到干燥箱，换个环境，在热温和压强的双重作用下逐渐变成干膏粉，这个时候可真是不分彼此了！更重要的是，这样的环境下也充分保证了药物的疗效。

经过干燥的物料在整粒机的帮忙下，身材变得娇小，冲泡起来也更方便。

接下来，减肥成功的颗粒按规定量装进包装袋中，1 克一包，30 袋一盒，分量刚刚好。不过，即使是最后一个环节也马虎不得，定时称量每袋的重量，严格检查包装袋的外观，这些都是必不可少的，严格的生产过程才能有高品质的产品。

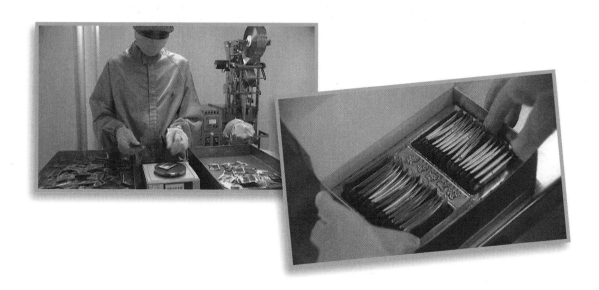

【小贴士】▶

大蒜是细菌的"天敌"，大蒜头内所含的大蒜素是种天然广谱抗生素。大蒜是防癌的"卫士"，大蒜头中含有可激活人体巨噬细胞吞噬细胞的有效成分，从而预防癌肿的生成。大蒜还是降脂的"良药"，能降低血胆固醇含量，使动脉粥样硬化斑块减少，因而可以预防动脉硬化和冠心病等疾病。

灵芝蒜颗粒采用新鲜赤灵芝，配伍金山火蒜，提取有效成分，经低温高度浓缩、干燥等工艺精制而成。其有效成分含量高，人体吸收快，效果明显。主要成分有灵芝粗多糖、大蒜多糖和有机硒元素，三者结合，相得益彰，护肝功能显著。

实验研究证实，灵芝蒜颗粒解酒的速度还是很快的，是经常喝酒朋友的必备佳品。

理想的营养食品——螺旋藻片

> 它只有最原始的细胞结构，是35亿年前在地球上出现的最早生物。它是宇航员的必备品，并且被世界卫生组织确定为"人类21世纪的最佳保健品"。它就是螺旋藻片，看似普通但营养丰富的健康保卫者。

营养丰富，富含蛋白质

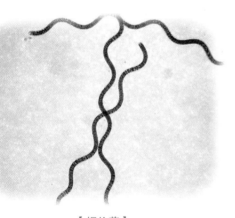

【螺旋藻】

螺旋藻是一类低等植物，与细菌一样，细胞内没有真正的细胞核，结构原始，且非常简单，是地球上最早出现的光合生物，在这个星球上已生存了35亿年。它生长于水体中，在显微镜下可见其形态为螺旋丝状，故而得名。

但是，这样原始的植物又能含有多少营养物质呢？也许会让你大吃一惊，螺旋藻含有丰富的蛋白质，比大豆、牛肉、鸡蛋等高出数倍。螺旋藻也含丰富的 β 胡萝卜素，为胡萝卜的15倍，为菠菜的40~60倍。螺旋藻还含有丰富的B族维生素，以及多种人体必需的微量元素，如钙、镁、钠、钾、磷、碘、硒、铁、铜、锌等。

如果能正确服用螺旋藻，它所富含的营养物质会给你带来意想不到的惊喜！因为螺旋藻在提高人体免疫力、调节血脂、降低胆固醇、辅助治疗胃溃疡、辅助抑制肿瘤等方面的效果是不可多得的。形态简单的螺旋藻其实是个隐藏很深的"高人"啊！

虽说是高人，而得到它的援助并不困难，因为螺旋藻片就在我们身边。你可能想象不到这不起眼的墨绿色螺旋藻片是怎么从海里跑到我们身边的，那么就让我们去车间看看螺旋藻片是如何生产出来的吧！

简单的制作和复杂的检测

首先，在生产车间利用先进的提取工艺将原始螺旋藻打造成细腻的墨绿色干粉。然后，螺旋藻粉末经过称重，一袋袋地被混料机吞进肚里。但是，为了能够更加顺利地变成螺旋藻片，还得来点食用硬脂酸镁和二氧化硅帮助润滑一下。

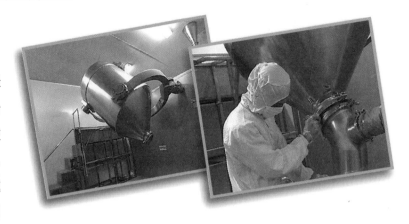

在混料机里度过一段时间，粉末就混合完毕了。这时候，混合出来的粉末与之前的螺旋藻粉末看起来并没有什么变化。但是，接下来在压片机里一进一出，混合粉末的形态就会彻底改变了。

通过压片机的混合粉末变成了一颗颗墨绿色的小药片——螺旋藻片。但这样还不算完成，螺旋藻片还需要经过两项严格的检测。第一个是金属检测，因为之前的机器都是金属材质，所以为了食用安全起见，工人师傅要使用专业检测仪器来判断螺旋藻片中是否含有金属。检测合格的螺旋藻片就可以参加下一项检测了。螺旋藻片中各种营养物质是不是合格呢？这个重任就交给紫外分光仪了。这第二项检测比较复杂，需要检测人员随机在药片传送带选取一些螺旋藻片，磨成细粉状，再将磨成的细粉用溶解液溶解，放到紫外分光仪中，仪器会自动分析检测，检测人员根据数据来判断其是否合格。

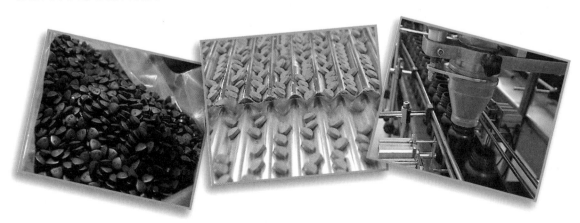

不容易啊，鲜活的螺旋藻经过几番辗转终于成为方便我们服用的螺旋藻片。对于抵抗力差、免疫力低下者，高血压、高血脂、糖尿病、肝病患者，以及想要辅助肿瘤放化疗的人群，螺旋藻片都会不遗余力地发挥作用。另外，螺旋藻片也适用于所有营养不均衡的人群和体力、脑力劳动者，慢性消化系统疾病人群，以及常食用油炸、腌制、海产类、烧烤类食品的人们。

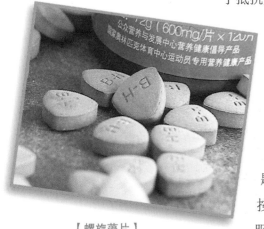

【螺旋藻片】

提醒您一下，服用螺旋藻片也要注意一些问题：首先，螺旋藻片忌与油腻食物同时服用；其次，按照用法用量服用，小儿及孕妇应在医师的指导下服用；再次，如正在服用其他药品，使用本药前请咨询医师或药师，且药品性状发生改变时禁止服用。

【小贴士】

有些人开始食用螺旋藻片数日之后，可能会有拉肚子、发晕、疲倦感、白天嗜睡等现象发生，就怀疑"是否发生了副作用"，其实，这绝对不是副作用，而是属于正常的"好转反应"，并不需要过分担心。

螺旋藻片是超碱性食品，含有丰富的碱性矿物质，尤其是钾与钙质，可维持血液中酸碱值的平衡，降低胆固醇，减轻高血压和心脏病症状，或减少其发病几率。

它还可以有效改善胃病症状，对抗各种腹泻和便秘。

其所含的类胡萝卜素含量是胡萝卜的 1.5 倍，维生素 B_{12} 的含量是猪肝的 4 倍，铁含量是菠菜的 23 倍，所以可以防治贫血。

它还含有人体自身不能合成的亚麻酸，帮助脂肪代谢，防止血栓形成，有效对抗心脑血管疾病，预防脂肪肝和肝硬化，降低血糖，预防糖尿病。

此外，它能预防因服用镇定剂、抗生素、抗癌剂等对肾功能的损害；减轻汞及药物对肾的毒性，使人体免受重金属的毒害。

对爱美的女士而言，它有助于减肥、美容，去暗疮、黄褐斑，抗衰老。

护肝先锋——香黄片

酒，自古就是中国饮食文化中一个不可缺少的部分，在生活中，人们难免会浅尝一些这杯中之物。但过度饮酒对肝脏会造成很大的伤害，有没有既能解酒又能护肝的方法呢？

日常食物中的护肝良品

肝脏是人体内唯一的解毒器官。人体受到外界的侵害（如空气、食品、水污染等），还有人体中的毒素，都得靠肝脏来解除，维持身体的平衡。同时，肝脏还有合成糖原、合成蛋白、消化脂肪的重要功能。但是，人们往往忽视对肝脏的保护，过度饮酒，长期熬夜加班，过多食用高脂食物，因此，肝脏承受了巨大的压力，长此以往，我们的身体就会出大问题，脂肪肝、肝硬化，甚至肝癌，这些病魔不断地来侵害我们的身体。

中医认为，引起肝脏疾病主要是因为肝气郁滞、血行瘀阻、毒邪积累过多导致，要想让肝脏恢复工作，就要从根本下手。那如何养肝护肝呢？其实，我们日常生活中的很多食物都可以做到。

香菇是我们常见的食材，也是煲汤养生的良品。其实，香菇还有很高的药用价值，香菇里含有活性多糖和太生类物质，能防止自由基侵害肝脏，促进肝脏内的微循环，很好地保护肝脏。

葛根是中药中有效的解酒良品之一，葛根不仅能提高肝细胞的再生能力，恢复正常的肝脏功能，还能促进新陈代谢，加强肝脏的解毒功能，防止酒精对肝脏的损伤。葛根的本领可不容小觑，在扩张血管、降低血管阻力方面也有很好的作用，能有效地改善高血压、高血

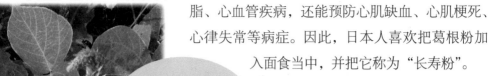

【葛根植株】

【葛根】

脂、心血管疾病，还能预防心肌缺血、心肌梗死、心律失常等病症。因此，日本人喜欢把葛根粉加入面食当中，并把它称为"长寿粉"。

但是，人们很难天天吃同一食物，或者喝酒前次次都服用葛根，而香黄片的出现就解决了这个问题。

香黄片不仅把葛根和香菇结合在了一起，又加入了能补养精气的黄精、能行气活血的姜黄、能调和诸药的甘草，可谓是强强联合。不仅如此，香黄片所采用的香菇、葛根、甘草、黄精等部分原料是通过介质电容物理提取设备与技术提取的，使这些原料的分子状态由大分子团变成易于人体吸收的小分子团，加上合理、科学的配伍，因此起到了事半功倍的作用。香黄片不仅对肝脏有很好的保护作用，同时，在活血降脂上也有很好的功效。

药疗和食疗两手抓

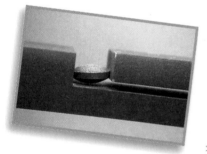

在生产车间，专业的压片机在飞速旋转间，就将药材原料由粉剂压成了整齐划一的片剂。片剂制好后，不仅从质量上要把关，各方面也要严格测试。测试分为两项：脆碎度测试和硬度测试。

脆碎度测试，说直白点就是测试片剂的紧实度，将片剂放入测试仪器，然后仪器带着片剂快速旋转，几百圈地转下来一定会产生测试粉粒。用"吹风机"吹掉表面的粉粒，再将片剂与测试前相比，如果在标准数值内就是合格的，不在标准数值内的就要被剔除了。紧实程度是达标了，可是还需要经过硬度测试，片剂太硬可不行。在设定好的压力下，片剂能够裂开，才能说明肠胃分解吸收是没问题的。检测好的片剂就可以被装瓶出厂了，贴上专属标签，就可以很快与大家见面了。

【小贴士】 香黄片可以很好地保护肝脏，但是我们在日常生活习惯上也要注意，切忌过度喝酒、熬夜，避免吃过多的夜餐。凌晨1:00至3:00肝脏排毒活动旺盛，应该熟睡，让肝脏在最佳状态下完成代谢废物。如果在这个时间段不睡觉的话，肝脏就会很累，不能很好地工作。因为人在熟睡时，肝脏排毒的功能最强大。

补充人体的必需营养素——大豆磷脂软胶囊

有一类植物，我们不吃它的果实，而吃它的种子。它就是豆科植物，而其中号称"豆中之王"的大豆营养丰富，而且富含磷脂——一种维持人体生命活动的基础物质。那么，如何补充大豆磷脂，大豆磷脂又将为我们维持身体健康带来怎样的帮助呢？

保护肝脏，降低血脂

民以食为天，享受美食不失为人生的一大乐趣。但是，有一类人却要在美食面前时刻提醒自己：低热量、低脂肪、低胆固醇、低糖、高纤维，即"四低一高"原则。他们就是高血脂人群。

高血脂人群并不鲜见，尤其在中老年人群中更是常见。这是为什么呢？其实，人体肝脏有一项特殊的功能，它可以合成一种叫磷脂的物质。人体的所有细胞中都含有磷脂，它是维持生命活动的基础物质。磷脂可以活化细胞，维持新陈代谢、基础代谢和荷尔蒙的均衡分泌，增强人体的免疫力和再生力，提高记忆力，在胆固醇运送、分解、排泄过程中起着"清道夫"的作用。而人过中年，肝脏合成磷脂的功能就会下降。因此，体外补充磷脂就显得尤为重要了！

磷脂主要存在于动物内脏、卵、植物种子中，而大豆磷脂和普通磷脂一样，能够溶解血液中和血管壁上的脂溶性物质甘油三酯及胆固醇硬块，增加血液的流动性和渗透性，降低血液黏度，因此，大豆磷脂软胶囊对于高血脂、高胆固醇人群会是不错的选择。

制作大豆磷脂软胶囊要"内外兼修"

大豆磷脂软胶囊出现在我们身边之前，还得经过一番艰辛的历练！经过特殊工艺提取的大豆磷脂浓缩液称重后，与大豆油一起被工人师傅们一股脑地倒进配料罐中。在配料罐中，大豆磷脂浓缩液经过加热和搅拌，从十分黏稠逐渐开始变得柔和。

既然是大豆磷脂软胶囊，光有"内在"可不行，外面的软胶囊是如何制作的呢？其实也并不简单。工人师傅们将称量后的明胶、甘油和水先后投入化胶罐。在化胶罐中，同样是加热、搅拌，但是温度要比配料罐中高很多，时间也稍长一些。要想为大豆磷脂做好"嫁衣"，这可不是件容易的事儿。漫长的等待结束后，有点像蜂蜜的胶液就做成了。

接下来的生产工序是压丸，在压丸车间里，一排排的压丸机动作一致地工作着。压丸机先将胶液压成一个个小胶片，然后上下两个小胶片中间加入大豆磷脂液，一压，一粒大豆磷脂软胶囊就完成了。走出压丸机，来到传送带上，数不清的金黄色软胶囊晶莹剔透，别提有多漂亮了。

要保持美丽的姿态，还得做两个工作——定型和干燥。一颗颗软胶囊在大转笼里边转边吹风，还能躺到晾盘上睡个美容觉。

享受的时间结束，检测师要对每粒软胶囊进行面试了，不合格的淘汰。等拿到检测人员和质检仪器联合发放的"通行证"，大豆磷脂软胶囊就可以出厂和我们见面啦！

【小贴士】 ▶ 大豆磷脂类保健品是一种功能性的健康食品，可以缓解高血脂、高血糖、高血压的症状，预防心脑血管疾病、老年痴呆。如果能搭配鱼油服用，效果会更好。

让年龄成为秘密——胶原蛋白片

18 岁与 80 岁有什么区别？您可能要说 18 岁青春有活力，80 岁年老体弱；或者 18 岁皮肤光亮平滑，80 岁皱纹满布；或是 18 岁的皮肤捏着弹性十足，很有手感，而 80 岁捏起来好像只剩一层老化了的皮肤等等。不言而喻，后者都是衰老的表现，也是爱美女士们最不愿意发生在自己身上的。时间的流逝我们无法挽留，岁月不断在脸上留下足迹，我们就真的束手无策吗？

衰老是胶原蛋白过度流失的表现

漂亮是每个女人的梦想，但是如何保持青春靓丽，淡化岁月的痕迹却成了每个女人最头疼的问题。爱美的您应该肯定在思考导致慢慢衰老的原因，从分析人体衰老的一些现象入手，或许能有所收获。自然规律是一点，五脏六腑的老化是一点，其实还有一个更加直接的原因，就是体内胶原蛋白的流失！

胶原蛋白是一种细胞外蛋白质，也是人体内含量最丰富的蛋白质，占全身总蛋白质的 30% 以上，含人体需要的多种氨基酸。它是皮肤的主要成分，占皮肤干重的 70%~80%，对于皮肤它就像一张细密的网，牢牢地锁住水分，支撑皮肤弹性。而衰老表现在身体里，就是机体活力减弱，胶原蛋白流失；体现在表层皮肤上，则会有细纹的出现。因此，你应该明白，补充胶原蛋白对于爱美的女士们有多关键了吧！

胶原蛋白不仅是保持皮肤水润、皮表毛发有光泽、帮助人们吸收钙、铁等营养物质的关键所在，更是修复各损伤组织的重要原料物质。当胶

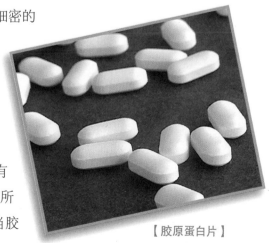

【胶原蛋白片】

原蛋白不足时，不仅皮肤及骨骼会出现问题，对内脏器官也会产生不利的影响。也就是说，胶原蛋白是维持身体正常活动不可缺少的重要成分，同时也是身体保持年轻、防止老化的重要物质。

所以，即使不在乎细纹，也要关注自己和家人的身体健康。当然，平常的膳食中可以补充部分胶原蛋白，例如猪蹄、鸡皮、鱼皮等动物的皮脂都含有丰富的胶原蛋白，但是，这些脂肪含量较高的食物并不适宜经常食用。如果身体中缺失大量的胶原蛋白，您应该考虑换一种方法来解决问题。

源于深海鱼鳞的胶原蛋白片

胶原蛋白片的出现是爱美但又工作忙碌的女士的福音。来自日本的 HH 胶原蛋白肽是经过保密工艺从深海鱼的鱼鳞中提取出来的，这样的胶原蛋白分子量低至 1000 道尔顿，也就是说，与其他种类的胶原蛋白相比，这种胶原蛋白更易于人体吸收。

在生产车间中，横渡东海而来的胶原蛋白粉将先后与称量好的乳铁蛋白、塞络美、维生素 C 等辅料会面，在配料罐中，它们将进行一场相对和平的大融合，融合的结果就是胶原蛋白粉的功效得到了提升。既然说的是胶原蛋白片，那么，将混合物料压成片剂就得由压片机来完成了。但这可不是简单地压成片就能交差的，压出来的胶原蛋白片会不会含有重金属而危害人体健康呢？金检机中过一遍就见分晓了，不合格的当然要淘汰。

胶原蛋白片的原料是从鱼鳞身上获得的，虽然已经做过去腥味的处理，但是以防鼻子刁钻的家伙们挑剔，还是再给胶原蛋白片穿件外衣吧。也许与您想象的穿衣有些不同，胶原蛋白片穿衣是由包衣机帮忙完成的，一列喷射枪瞄准那些转来转去的小药片，将包衣浆均匀地喷洒在胶原蛋白片的每一寸肌肤上，这样出来的药片，鼻子再挑剔也闻不见了吧！不过这还不够，改头换面后的胶原蛋白片中的有效成分是不是合格呢？质检员和机器有效地配合，一点瑕疵都不会放过。

如果您感觉到自己有皮肤粗糙、肤色暗沉、发质干枯分叉等现象出现，也许您应该补充胶原蛋白了。当然，再配上规律的作息和饮食，相信胶原蛋白片预防疾病、改善体质和皮肤状况的功力能够得到更大程度的发挥！

【小贴士】▶▶ 除了药片，胶原蛋白粉也有同样的效果。但胶原蛋白不易溶于水，所以冲服时可以添加到自己喜欢的饮料中，例如咖啡、牛奶、果汁或者豆浆。爱美的女士可以根据自身的皮肤状况适当调整服用量。

"维生素C之王"——针叶樱桃片

提到加勒比海，人们肯定马上想到电影《加勒比海盗》！但在美丽的热带西印度群岛加勒比海地区还盛产樱桃家族中的领导级人物——针叶樱桃。第二次世界大战期间，针叶樱桃为盟军伤员医治创伤立下了汗马功劳，令数以万计的伤员免于伤口溃烂，挽救了数以万计士兵的生命！是什么让一颗小小的针叶樱桃立下赫赫战功呢？让我们一起来寻找答案。

蔬果中的"维生素C之王"

每年的五六月份，我们都能在街头或超市看见这样可爱的红色精灵，大家也肯定不会陌生——对！就是美味多汁的樱桃。今天的主角是樱桃家族中的领导级人物——针叶樱桃。

针叶樱桃原产于热带美洲西印度群岛加勒比海地区，又有西印度樱桃的叫法。它之所以挽救了很多士兵的生命，是因为含有一种容易被人忽视的秘密武器——维生素C。维生素C是维持人体生命不可或缺的重要成分，它能够防感冒，防坏血病，改善人体抵抗能力，对美容以及癌症有一定的功效。在保健、饮食、美容方面有广泛的应用。

但是，很多人可能会说，这有什么稀奇，很多水果蔬菜都含有维生素C啊！没错，很多水果蔬菜中都含有这个对于人体至关重要的物质。但是，在目前种植的植物中，针叶樱桃的维生素C含量是最高的。青果期针叶樱桃，一颗果实就相当于5个橙子维生素C含量的总和。一般每100克针叶樱桃中，维生素C含量超过1700毫克，是柠檬的35倍，草莓的17倍，也比被认为维生素C极高的番石榴高 11 倍，是名副其实的"维生素 C 之王"。

针叶樱桃从 1946 年被发现每 100 克含有 1800~4000 毫克超高量之维生素 C 后，引起科学界的极大关注。经科学家多年深入研究，针叶樱桃的营养成分构成为：水分 70.6%、蛋白质 0.32%、脂肪 0.13%、糖类 3.8%、维生素 C、维生素 B_1、维生素 B_2、维生素 A、烟碱酸、核黄素、铁、磷、钙等。

因此，要想一年四季随时补充维生素，包里经常备一些针叶樱桃片就 OK 了。

针叶樱桃的"快速变身"

原本鲜活靓丽的针叶樱桃是经过怎样一番考验练就成一颗颗粉色药片的呢？首先，现代化的机器将针叶樱桃体内的有效成分榨取干净，再经过干燥而变成粉状，此时完全失去了从前的鲜活水嫩，但是浓缩的才是精华嘛！

不过，就这样拿去压片肯定行不通，山梨糖醇、硬脂酸镁、乳糖淀粉还得出一份力。在三个好帮手的陪同下，针叶樱桃粉在总混间被投入混料机，下面的程序就像是坐上海盗船，一阵阵翻江倒海地旋转搅拌之后，针叶樱桃粉发生的变化也许只有见了压片机才能见分晓。

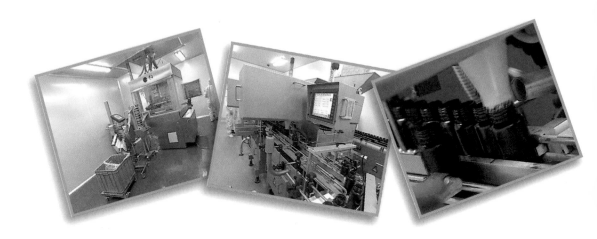

针叶樱桃粉进去，针叶樱桃片出来，到底经过怎样的方法变身呢？压片机的速度告诉我们：如果眼睛跟得上它的步伐，谜底就能揭晓，跟不上的话就只能继续纳闷了。

严格的双重质量检测

虽然压片机的压片速度很快，不过质量是不是过关，是不是含有重金属而威胁人体健康？这些就要经过金检机的精密检测才能知道了。当然，不合格的药片是无法通过检测的。

对于吃到肚里的东西，人们的确要格外小心，光是一项检测不足以让大家放心。所以，还需要经过人工测试来确保食用安全。刚压好的针叶樱桃片又被还原成最初的粉剂模样，接下来加点溶解液，别以为检测员只是一边滴液体，一边摇晃烧杯这么简单，液体颜色的变化需要专业的眼光观察，是不是合格他们一眼就能看出来。

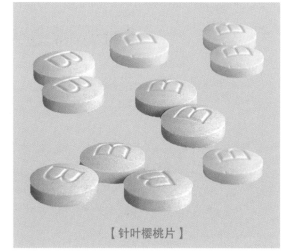

【针叶樱桃片】

想着针叶樱桃的可爱模样是不是想来两片尝尝？您可得注意了，虽然针叶樱桃片嚼着吃味道是不错，但是每日一次，一次一片，千万不能贪多。

饮食不均衡、新鲜蔬果摄取不足；牙龈经常发炎出血；孕妇、哺乳期女性及常服避孕药的女性、体内缺铁、贫血、常抽烟、饮酒，这些人应该适量补充维生素C。如果能坚持每天空腹时嚼一片，吸收效果会更好。此外，节食减肥、皮肤老化、暗黄、有色斑、晒斑的人，有美白需求者；免疫力低下、易感冒生病及处于感冒、感染期的人；精神压力大、情绪易波动者以及长期在严重污染区生活的人也适宜服用。

【小贴士】▶▶

维生素 C 有以下作用：

1. 具有抗氧化、解毒的作用，减少烟、酒、药物副作用、环境污染对身体的损害。

2. 增强免疫力，预防疾病。

3. 有助于巩固结缔组织，强健皮肤、骨骼、牙齿和肌肉。

4. 促进胶原蛋白合成，有助于伤口愈合。

5. 参与胆固醇代谢，帮助脂肪分解。

6. 促进铁质、钙质的吸收。

7. 预防坏血病。

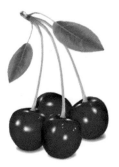

"血管清道夫"——鱼油软胶囊

> 海洋是孕育万物的母亲，蕴含着无限可能与神秘。21世纪，海洋将成为人类的药库，帮助人类抵御各种疾病的侵害，深海鱼油软胶囊便是来自于海洋的瑰宝。

不是只有吃鱼才能补充 EPA 和 DHA

地处地球北端，濒临北大西洋的极寒地带，生活着一群快乐的精灵。那里的气温一般人无法适应，但是，生长在北极寒流和峡湾暖流交汇的深海海域，受北冰洋纯净海水滋养的深海鱼类却肥硕无比。也许正是因为恶劣环境的锻炼，这里生长的深海鱼的油脂中 EPA 和 DHA 含量更加稳定，胆固醇也更低。

"血管清道夫"您听说过吗？它就是不饱和脂肪酸 EPA。EPA 是血脂、血栓等心脑血管疾病的劲敌。EPA 可以促进体内饱和脂肪酸的代谢，从而可以降低血液黏稠度，促进血液循环，提高组织供氧而消除疲劳。它还能防止脂肪在血管壁的沉积，预防动脉粥样硬化的形成和发展，预防脑血栓、脑出血、高血压等心脑血管疾病。

"大脑黄金"，这个您应该知道，它就是 DHA。DHA 是人体脑部、眼部、各种神经系统及人体防御系统的重要组成部分，与脑部及眼睛发育有非常密切的关系。DHA 在胎儿、婴幼儿、儿童、青少年的大脑和视觉系统发育过程中占有十分重要的地位。但是，人体不能自身合成 DHA，人体中 DHA 唯一的来源是通过食物获得。科学家研究表明，DHA 只存在于鱼类及少数贝类中，其他食物如谷物、大豆、薯类、奶油、植物油、猪油及蔬菜、水果中几乎不含 DHA。因此，从营养和健脑的角度来说，人们要想获得足够的 DHA，最简便有效的理想途径就是——吃鱼。

随着科学技术的发展，从深海鱼中提炼出 EPA、DHA 并制作成鱼油软胶囊也

是补充 EPA 和 DHA
的好办法。

深海鱼油软胶囊
的成型之路

从深海鱼中提炼深海鱼油说起来简单，要做起来可不
是件容易的事情。来自大洋彼岸的超浓缩深海鱼油要经过国内
生产部门的加工才能与我们见面。

漂洋过海的超浓缩深海鱼油首先被送到备料间，尽管还带着少许
疲惫，但还是要先进行称重。说起来，鱼油对于高血压、高血脂、高胆
固醇等症状的日常保健是个大功臣。但是，它也有顽皮的一面——极易氧化。不
用担心，我们有办法解决这个问题，就是添加适量的天然维生素 E。这样既能抵抗
氧化，又能为深海鱼油发挥作用贡献力量。接下来，添加维生素 E 之后的深海鱼油
就可以在混料机轻柔地搅拌下稍事休息了。

在化胶间，明胶、甘油和水正被陆续投入化胶罐中。然后，三者在高温和搅拌
的双重作用下化成黏稠的胶液。这个过程至关重要，这一系列的工序都是为了形成
深海鱼油的胶衣而做准备。

通过筛网流出来的胶液，成色和黏稠度绝对一流。
但是，胶液不能在保温桶中闲置太久，做好之后就要尽
快为深海鱼油穿上胶衣！原本没什么形状可言的深海
鱼油被胶衣一包裹，变成了圆滚滚的憨厚模样，当
然，胶衣的厚度和尺寸一定要严格监控。

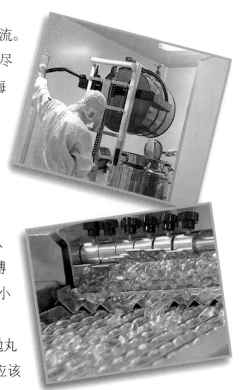

初生的鱼油胶囊还得经过一系列的后续包装，
比如干燥定型。穿上胶衣，刚成形的胶囊马上就得
被吸进定型干燥大转笼，将深海鱼油软胶囊的可爱形
象定格。要想成功就必然是忙碌的，软胶囊们刚刚从
转笼里出来，还要马不停蹄地进入晾盘里。工人师傅
们把鱼油软胶囊扑洒均匀，每个胶囊都有自己的一片小
天地。

透亮的外表是金枪鱼油软胶囊的标志，所以，抛丸
这一步必不可少。抛丸机快速旋转，软胶囊在里面应该

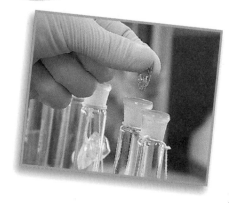

不会很舒服，毕竟坐过山车也不是所有人都觉得好玩的。不过，苦尽甘来，抛丸出来的软胶囊外观相当靓丽而有光泽。

但是，仅仅是形象过关也不行，每一批次的成品还要进行一次抽检，这项工作由专业的仪器完成。而检测后拿到"通行证"的深海鱼油软胶囊就可以正式进行最后的包装定型了，流水线作业，效率很高，相信不久之后就可以和大家见面啦！

适合儿童的金枪鱼油软胶囊

服用深海鱼油软胶囊对人体健康有很大的改善作用，比如能有效地帮助人们调节血脂，降低血液黏稠度，防止血栓形成，预防心脑血管疾病等。深海鱼油软胶囊还有活化脑细胞，促进大脑发育，预防老年痴呆，改善视力、延缓视力衰退的作用，而且对患有关节炎的中老年人也很合适。

在调节血压、血脂，改善眼部疲劳等保健方面，深海鱼油软胶囊可以大显身手，但不是所有事情都是多多益善的。如果服用深海鱼油软胶囊剂量过高的话，会容易出现嗳气、口臭、恶心、稀便、流鼻血等症状，所以一定要适度服用。

制作鱼油软胶囊的深海鱼可以是三文鱼、沙丁鱼，也可以是金枪鱼。其中，金枪鱼所含的DHA被称为"鱼中之冠"，一般金枪鱼油软胶囊中DHA与EPA的比例是5∶1，DHA的含量高，EPA的含量较低。所以，金枪鱼油软胶囊更适合儿童和青少年服用。由于EPA具有降低血压、血脂的作用，因此对血压、血脂正常的儿童、青少年来说，使用高含量EPA的健康食品是不适合的，过犹不及。但是，现在的孩子荤食比较多，常吃高脂油炸食品，所以少量EPA对防止其不良作用有一定的帮助，而且可以帮助提高记忆力及语言能力。

【小贴士】▶▶

注意了，儿童、孕妇、哺乳期妈妈、同时服其他药物、面临手术、有出血问题的朋友们，应该遵从医嘱服用。

宝宝的守护天使——叶酸片

中国是世界上婴儿出生缺陷的高发国家之一，每年出生缺陷婴儿的数量占全世界的 20％，这个令人惊颤的数字不免让人感伤。那么，究竟是什么原因导致婴儿出生会产生缺陷呢？又有什么好方法可以解决这个问题呢？科研者从植物中找到了答案。

一种普通又不易吸收的维生素

脑畸形、脊柱裂、唇腭裂……如果这些不幸降临到刚刚出生的婴儿身上，世间恐怕再没有比这样的痛苦更让父母心碎了。刚刚出生的婴儿为什么会有这么可怕的疾病呢？

从 20 世纪 90 年代开始，我国科学家针对神经管畸形的病因进行了深入研究，终于发现，假如孕妇服用小剂量叶酸增补剂可以预防 85％的神经管畸形胎儿的出生。

叶酸是一种水溶性 B 族维生素，是人体的机体细胞生长和繁殖所必需的物质。如果孕妇体内缺少叶酸，就会造成新生胎儿神经管畸形。所以，叶酸对于孕妇来说尤为重要。

其实，早在 1941 年，科学家就在菠菜中发现了叶酸这种物质，很多绿色蔬菜和水果中都含有叶酸，猕猴桃中含有高达 8％的叶酸，有着"天然叶酸大户"之美誉。不过，这些叶酸对于想要得到健康宝宝的父母来说还远远不够。

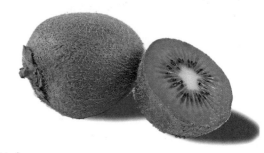

张世勤专家说："含有叶酸的食物有很多，比如

绿叶蔬菜和动物肝脏等。但是，从食物当中提取的叶酸很不稳定，易受阳光、加热的影响而发生氧化，所以人体真正能从食物中获得的叶酸并不多。"为了生一个健康的宝宝，适当服用叶酸片也是一种很好的补充叶酸的途径！

小小的身体，多多的营养

那么，我们就来具体了解一下，这些呵护宝宝的小天使，又是怎样变成方便服用的叶酸片的呢？

叶酸片的主要构成成分是叶酸。除此之外，还要辅以淀粉、乳糖和硬脂酸镁。硬脂酸镁是一种白色无砂性的细粉，用在药物制粒中，可以起到很好的润滑和稳定作用。通俗的说，有了这些辅料的存在，可以让叶酸片的功能发挥得更加淋漓尽致。

在叶酸片的生产车间里，专业的机器会将粉末状的原材料制成颗粒状。制粒期间还要往里面加入黏合剂，黏合剂就是淀粉和水的混合物，这样原材料才更方便被制成颗粒。制粒后的原材料外形很像小米，它们还要经过总混，总混能把各种原材料充分地混合在一起，使每一片药片的药效都达到一个均一的状态，使每一片药片的疗效达到始终如一。总混完毕就要进行过筛，这一步骤可以把黏连在一起的颗粒分散开来。

叶酸经过前面一系列工序的折磨，都是为了能够成功变身为叶酸片。而这重要的变身就由压片机来完成吧！压片机一圈就能压 28 片，当然，这是由机器的型号决定的，有的压片机一圈能压 40 片。压片机的体型并不庞大，但它 1 小时大约能压 16.5 万片叶酸片。

压片机飞速地运转，叶酸片飞快地被甩出掉进桶内。制好的叶酸片十分小巧，每片重量仅有 0.4 毫克。为什么制作成这么"迷你"的药片呢？制作成大一点的服用起来更方便，而且不是会补充更多的叶酸吗？关于这个问题还是让专家来解答吧。

张世勤专家告诉我们："人们每天从食物中就能获取一些叶酸，通过研究发现，0.4 毫克的叶酸片是人体平时最佳的补充剂量。"看来，好东西也要适度服用，更不能对它过分依赖，完全靠药物来补充叶酸。

制好的叶酸片，31 片一盒，一天一片，正好是 1 个月的量。每天的服用量颇有讲究，服用时间也马虎不得，可得多加注意。

合理补充叶酸，守护宝宝健康

准妈妈们从什么时候开始补充叶酸片最好呢？这还得从胎儿生长发育的规律上说起。

神经管会发育形成胎儿的大脑和脊髓，长长的神经束在脊椎内部延伸，连接大脑和身体的其他部位。胎儿在母亲的肚子里长得很快，他的神经管在孕期的前四周就闭合了。

在胎儿神经管闭合的阶段，很多准妈妈可能都不知道自己怀孕了。等到年轻母亲意识到自己怀孕后再服用叶酸，就有可能已经来不及了。所以，增补叶酸的最好时间是夫妻双方准备怀孕就开始服用，一直吃到准妈妈怀孕 3 个月后。

叶酸不是光准妈妈补就可以了，准爸爸也要和准妈妈一起补充叶酸。准爸爸如果体内缺乏叶酸，可能会造成不育。保证宝宝的健康不只是准妈妈一个人的责任，准爸爸也要跟着一起努力才能万无一失。因此，在等待迎接宝宝的时间里，准爸爸和准妈妈需要一起补充叶酸。

【小贴士】▶▶ 生活节奏快，工作繁忙，压力大，适当补充各类维生素和人体所需的营养物质是很有必要的。但是，平时合理膳食、注重营养搭配、保持良好的作息时间，才是拥有健康身体的前提条件。

后 记

三个季度，从秋到夏，我们没有停止寻找的脚步。

大半个中国，若干个城市，这仅仅是探索的开始。

几十家药厂，上百种药品，我们的收获不只是答案。

《正本清源》是中央电视台一档关注中医药、保健品、医疗器械等产品种植、加工、生产、使用的专题节目。自2011年10月17日开播以来，虽然栏目刚刚走了不到一年的路程，但对于我们这个年轻团队来说，已经改变良多。从最初的充满激情，到后来的慢慢摸索、自我反思、打破重塑，最后终于蜕变成为了一个更加成熟、更加多样、具有深度灵魂的团队。作为一档专题类的电视节目，它需要的不仅仅是内容，还需要在片中注入思想，形成它独立的灵魂。就像一颗种子，在我们大家共同的浇灌培育下，渐渐生根发芽，茁壮成长，最终在雨天给人以荫蔽，炎日给人以阴凉。

在节目拍摄中，我们走访各大药厂，用镜头记录药品成型的点点滴滴。推开生产车间的大门，伴随着浓郁的药香，穿着防护服，戴着手套和口罩，连鞋子也被全部罩住，与工作人员一起，开始了我们每天的工作。有时在山上，看药材的生长环境；有时在大棚种植园，顶着炙热的阳光，听工人师傅讲解药材的生长阶段；有时还会在全部是专业机械的生产线，一个一个询问这些陌生机器的使用方法和作用。翻阅着中药书籍，我们自己也曾深深陷入其中，迫不及待地想将这些新奇的故事告诉观众。

在拍摄电视节目的同时，《正本清源》系列丛书第一册也成书出版。整理资料时，看着一篇篇文稿，仿佛又回到了当时拍摄的场景：回到了峻美的山上，回到了炎热的大棚，回到了嘈杂的生产线。这一刻，我们的付出再次升华，团队的每一员都为之欣慰。这些节目中所记录的，同样也是我们工作、生活的记录，希望能够对大家有所帮助，让我们一起走进《正本清源》和我们的世界吧。

特别鸣谢

中国北京同仁堂（集团）有限责任公司

鸣　谢

扬子江药业集团有限公司

南京中科集团股份有限公司

无限极（中国）有限公司

河南羚锐制药股份有限公司

山东安然纳米实业发展有限公司

江西南昌济生制药厂

广东汤臣倍健生物科技股份有限公司

中国网络电视台健康台

http://jiankang.cntv.cn/C32711/videopage/index.shtml